Philipp Knoll

Über die Wirkung von Chloroform und Äther auf Atmung und Blutkreislauf

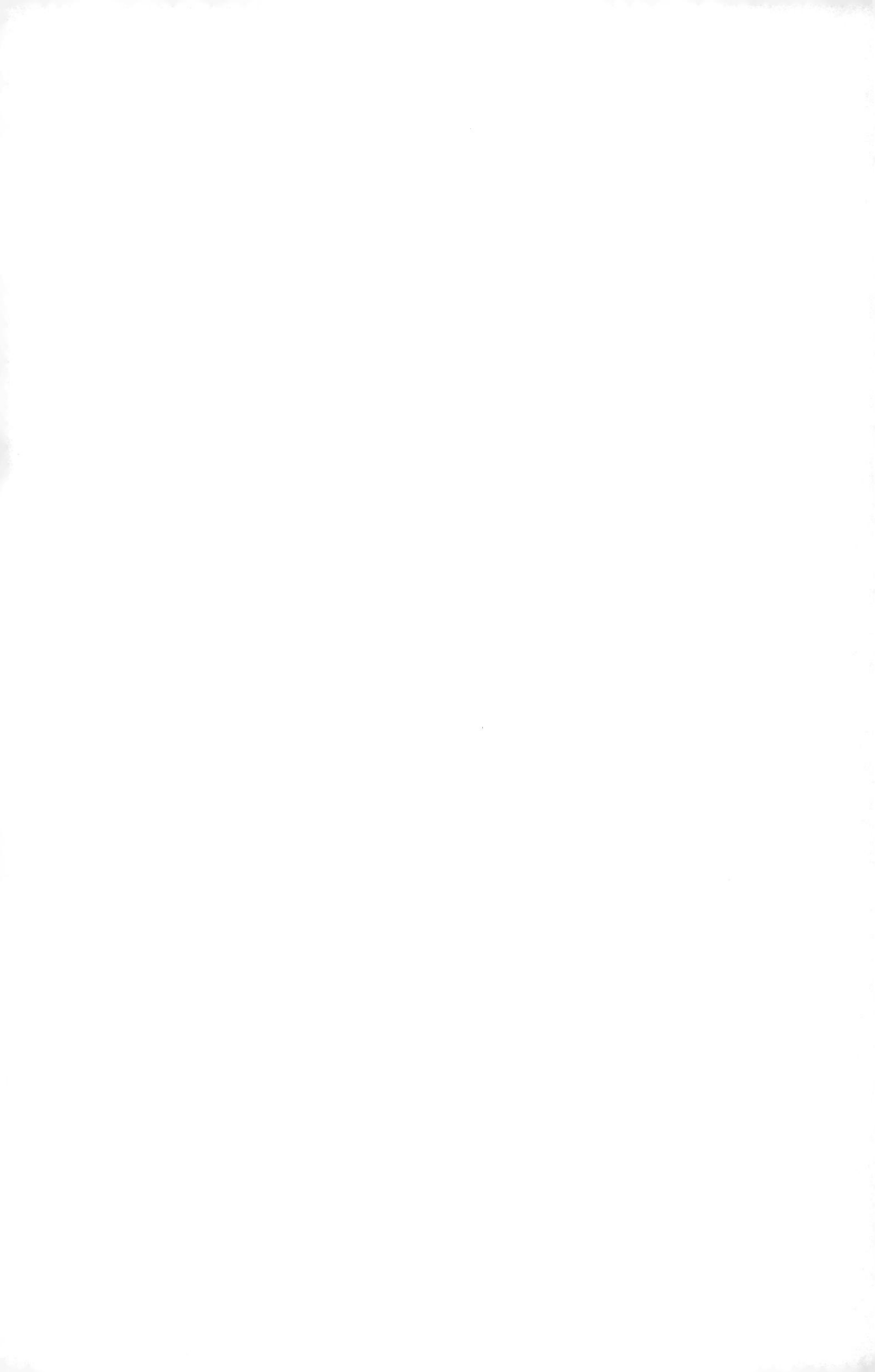

Philipp Knoll

Über die Wirkung von Chloroform und Äther auf Atmung und Blutkreislauf

ISBN/EAN: 9783743695474

Hergestellt in Europa, USA, Kanada, Australien, Japan

Cover: Foto ©berggeist007 / pixelio.de

Weitere Bücher finden Sie auf **www.hansebooks.com**

Über die Wirkung von Chloroform und Äther auf Athmung und Blutkreislauf.

Von Prof. Dr. **Philipp Knoll**.

Einleitung und erste Mittheilung.

(Mit 3 Tafeln.)

Einleitung.

Es ist eine natürliche Folge der Dürftigkeit unserer gesammten Therapie, dass eine jede wirkliche Bereicherung unserer Heilmittellehre eine kleine Sündfluth von Publicationen über das neue Mittel nach sich zieht. Ein so kolossales Anschwellen der medicinischen Literatur, wie die Anästhetica Äther und Chloroform es veranlassten, dürften aber wohl nur wenige andere therapeutische Agentien verschuldet haben.

Klencke führt in den Canstattischen Jahresberichten für das Jahr 1847 nicht weniger als 284 Artikel aus diesem Jahre über die Anwendung der Narkose durch Äther und Chloroform in der Medicin an, und die Literatur über diesen Gegenstand aus den zunächst darauf folgenden Jahren ist kaum minder umfangreich. Es spricht dies für die Begeisterung, mit welcher damals in der ärztlichen Welt die wunderbaren Mittel begrüsst wurden, welche gestatten die schwersten und längst dauernden Operationen am Menschen zu vollführen, ohne dass demselben dabei die Erregung von sensiblen Nerven zum Bewusstsein kommt, und Unruhe und Widerstand von seiner Seite veranlasst. Und doch war die anästhesirende Wirkung des Äthers schon lange vor dem Jahre 1847 bekannt. Pearson berichtet schon im Jahre 1795, dass er die schmerzstillende Wirkung des Äthers in vereinzelten Krankheitsfällen verwerthet habe, und in den Schriften von

Orfila, Brodie und Giacomini ist die durch den Äther veranlasste Anästhesie ausdrücklich hervorgehoben. Ja selbst als Anästhesicum zu operativen Zwecken war der Äther bereits vor dem Jahre 1847 durch W. C. Long, einen Arzt aus Athen, verwendet worden [1]. Es war aber dem mehr geschäftsmännischen Geiste und der grösseren Rührigkeit zweier Amerikaner, des Arztes und Chemikers Jackson und des Zahnarztes Morton vorbehalten, dem Äther zu einer durchschlagenden Anerkennung in der Chirurgenwelt zu verhelfen. Beide verbanden sich zu diesem Zwecke im Jahre 1846 miteinander. Morton verwendete den von Jackson dargestellten Äther erst bei zahnärztlichen Operationen, vermochte dann einen Chirurgen dazu, einen Versuch mit demselben bei einer grösseren Operation zu machen, und nahm im October 1846 im Verein mit Jackson ein Patent auf die Anwendung des Äthers als Anästheticum. Zu Beginn des Jahres 1847 wurden dann in Paris von Malgaigne und Velpeau Operationen in der Äthernarkose vollzogen, und von da an gelangte der Äther rasch in allen Operationssälen zur Anwendung. Zwar fehlte es nicht an Gegnern der Narkose überhaupt. So erklärte sich Magendie gegen die Verwendung des Äthers: „weil es unwürdig und unmoralisch sei, den Menschen in den bewusstlosen Zustand zu versetzen," und die englischen Bibel-Christen wehrten sich gegen die Einführung der Narkotika in die Geburtshilfe, weil es in der Bibel heisst: „Du sollst Kinder in Schmerzen gebären." Begreiflicherweise konnten aber solche Einwendungen die Ärzte nicht vom Gebrauche des Äthers zurückhalten, und es war nur die Entdeckung eines rascher und sicherer anästhesirenden Mittels, nämlich des Chloroform, was den Äther schon im Jahre 1848 beinahe vollständig wieder aus den Operationssälen verdrängte.

Dass das Chloroform rascher und intensiver narkotisirt als der Äther, hatte Flourens im Laufe des Jahres 1847 bei Thierversuchen gelegentlich entdeckt, ohne Gewicht auf diese Thatsache zu legen. Simpson war es vorbehalten, das Chloroform zu Ende desselben Jahres zuerst beim Menschen zu verwenden,

---

[1] Cl. Bernard: Leçons sur les anesthésiques et sur l'asphyxie p. 40.

und die Aufmerksamkeit der Chirurgen auf dasselbe zu lenken. Fast allseits wurde von da ab dem Chloroform behufs Anästhesie zu operativen Zwecken der Vorzug gegeben, und es waren bald nur noch die Chirurgenschule von Lyon und vereinzelte Chirurgen in England und Amerika als treue Anhänger der Ätherisation von der grossen Schaar begeisterter Verehrer des Äthers übrig geblieben. Indess erweckte in späterer Zeit die nicht unbeträchtliche Zahl von Todesfällen, welche bei der Chloroformisation zur Beobachtung kam, auch in weiteren Kreisen Bedenken gegen die Verwendung des Chloroform. So zog man denn in England und Amerika zuerst in allgemeinerer Weise ein Gemenge von Äther und Chloroform in Gebrauch, und rühmte diesem eine viel geringere Gefährlichkeit nach, als dem reinen Chloroform zugeschrieben werden muss. Im Jahre 1866 aber erhoben Petrequin und Burin du Buisson im Namen der Lyoner Chirurgenschule ihre Stimme mit Nachdruck zu Gunsten der Verwendung reinen Äthers zur Herbeiführung von Narkosen, indem sie, gestützt auf eine mehr als fünfzehnjährige Erfahrung, den Äther als ein treffliches und ganz unschädliches Anaestheticum anpriesen. Seitdem vollzieht sich in der ganzen Chirurgenwelt allmählig wieder ein Umschwung zu Gunsten des Äthers, und in Amerika und England hat augenblicklich die reine Ätherisation schon wieder einen grossen Anhang gewonnen.

Erfahrungen über die grosse Differenz in der Wirkung von Äther und Chloroform auf den Respirationsapparat, welche ich gelegentlich an Thieren mit durchschnittenen Halsvagis machte, die Chloroform- oder Ätherdämpfe durch eine Trachealfistel athmeten, bestimmten mich zu einer grösseren Reihe von Parallelversuchen über die Wirkung von Chloroform und Äther auf den Respirations- und Circulationsapparat. Der Umstand, dass die bei der Chloroforminhalation eintretenden Todesfälle, und wahrscheinlich auch die wenigen bei der Äthernarkose beobachteten Todesfälle auf Synkope oder Erlöschen der Athembewegung zurückgeführt werden müssen, macht die innigen Beziehungen solcher Versuche zu der gerade wieder lebhaft ventilirten Frage, ob die Ätherisation oder die Chloroformisation vorzuziehen sei, zur Genüge klar. Es sind also Fragen von eminent praktischer Bedeutung, die in den nachfolgenden Mittheilungen behandelt werden sollen. Fragen, zu deren eingehender Bearbeitung ich mich um so mehr bewogen fühlte, als dieselben, so weit ich ermitteln konnte, einer eingehenderen experimentellen Untersuchung bisher noch nicht zum Gegenstande dienten [1].

Wohl liegt eine stattliche Reihe von Untersuchungen und Beobachtungen an Menschen und Thieren vor, die sich auf die Veränderungen von Respiration und Circulation bei der Inhalation von Äther- oder Chloroformdämpfen beziehen. Allein alle diese Beobachtungen und Untersuchungen lassen theils wichtige Fragen ganz unberührt, theils bringen sie ebenso wichtige Fragen nicht zu unanfechtbarer Entscheidung. Speciell die Frage: Welches der beiden Narkotika intensiver auf Athmung und Kreislauf wirkt, fand ich in keiner jener Untersuchungen vom experimentellen Standpunkte aus eingehender behandelt.

Indem ich nunmehr dazu schreite darzuthun, was für Angaben über die Veränderungen von Kreislauf und Athmung bei der Inhalation von Äther- und Chloroformdämpfen bei Beginn meiner Untersuchungen über diesen Gegenstand vorlagen, um hieraus die Hauptaufgaben meiner eigenen Untersuchungen zu deduciren, muss ich ausdrücklich hervorheben, dass die Masse des Materiales es nothwendig macht, nur die wichtigsten dieser Angaben zu berücksichtigen. Zur besseren Übersicht des auch dann noch ziemlich umfangreichen Stoffes will ich jene Angaben in drei Gruppen bringen, in deren einer die Veränderung in der Zahl und Beschaffenheit der Athemzüge besprochen werden soll, während in der zweiten Gruppe die Veränderung des Herzschlages und in der dritten die Veränderung im Blutdrucke in den arteriellen Gefässen berücksichtigt werden muss.

— —

Die aus dem ersten Jahre der Ätheranwendung in Europa, aus dem Jahre 1847 stammenden Angaben über die Einwirkung des Äthers auf die Respiration, führen übereinstimmend aus,

---

[1] Die einzige auf diese Angelegenheit sich beziehende experimentell begründete Angabe, die ich zu finden vermochte, ist eine auf eine sehr kleine Anzahl von Thierversuchen sich stützende Bemerkung Vierordt's (Archiv für physiologische Heilkunde, 1856, p. 272): „dass der Äther entschieden geringere Alterationen des Kreislaufsapparates setzt als das Chloroform."

dass man bei der Äthernarkose bei Menschen und Thieren zwei Stadien zu unterscheiden habe, ein erstes Stadium, in welchem die Frequenz der Athemzüge zunimmt, und ein zweites Stadium, in welchem die Frequenz wieder abnimmt und die einzelnen Athembewegungen oberflächlicher werden, bis die Athembewegung, wenn die Ätherinhalationen nicht sistirt werden, endlich ganz erlischt. Dieselben Erscheinungen in derselben Reihenfolge hat man sodann später bei den Chloroforminhalationen beobachtet. Bezüglich dieser wurde nachher noch hinzugefügt, dass in dem zweiten Stadium der Chloroformwirkung häufig Unregelmässigkeiten in der Athmung, namentlich zeitweise Athemstillstände zu beobachten sind [1].

Scheinesson [2] hat ausserdem noch bei Kaninchen auf diese Athemstillstände rasch vorübergehende Perioden neuerlicher Beschleunigung der Athmung im zweiten Stadium der Chloroformwirkung folgen sehen.

Eine auffallende Beobachtung machte Bouisson im Jahre 1850 [3]. Er fand nämlich, dass bei Thieren mit durchschnittenen Halsvagis die Respiration bei Chloroforminhalation weit rascher erlischt, als bei Thieren mit unverletzten Halsvagis. Gelegentlich auf andere Punkte sich beziehender experimenteller Untersuchungen machten Snellen und Rosenthal [4] dieselbe Beobachtung, und fanden ausserdem noch, dass Kaninchen mit durchschnittenen Halsvagis Äther sehr gut vertragen. Eine sehr wesentliche Erweiterung erfahren unsere Kenntnisse über die Veränderungen der Athmung bei Chloroforminhalationen durch die Mittheilungen von Holmgren [5]. Dieser beobachtete

---

[1] Lallemand: Recherches expérimentales sur les moyens à employer contre les accidents déterminés par les inhalations de chloroforme. L'union médicale. Nr. 8—13.

[2] Untersuchungen über den Einfluss des Chloroforms auf die Wärmeverhältnisse des thierischen Organismus und den Blutkreislauf. Archiv der Heilkunde. 1869, p. 182.

[3] Traité théoretique et pratique de la méthode anesthésique apliquée à la chirurgie. Paris, 1850.

[4] Rosenthal: Die Athembewegungen und ihre Beziehungen zum Nervus vagus, p. 28. Anmerkung.

[5] On chloroforms werkning paa kanien. Upsala Läk. Sällsk. Handl. Bd. II, Nr. 3.

bei Kaninchen, wenn er dieselben Chloroform durch die Nase einathmen liess, einen Stillstand der Athmung in Exspirationsstellung, von welchem aus die Athembewegung durch eine Anzahl verlangsamter Athemzüge allmählig wieder zu der früheren Frequenz überging. Dieser exspiratorische Stillstand war auch bei Thieren zu beobachten, denen die Halsvagi vorher durchschnitten worden waren, konnte aber bei Kaninchen, deren Trigemini man in der Schädelhöhle durchtrennt hatte, nicht mehr hervorgerufen werden. Holmgren deducirt daraus, dass es sich um einen durch die sensiblen Enden des Trigeminus in der Nase und die motorischen Nerven des Respirationsapparates vermittelten Reflex handelt. Leitete Holmgren Chloroformdämpfe nicht durch die Nase, sondern durch eine Trachealfistel zu den Lungen, so sah er die Athembewegungen sich allmählig beschleunigen und an Tiefe abnehmen, und endlich vollständig eriöschen, ohne dass eine Verlangsamung der Respiration vorhergegangen wäre. Er hält diese Erscheinung der Hauptsache nach für eine Folgeerscheinung der Aufnahme von Chloroform in's Blut, und hiedurch bedingte secundäre Wirkung auf das Nervensystem. Doch glaubt er eine directe Erregung der Endigungen des Vagus in den unteren Luftwegen durch die Chloroformdämpfe darum nicht ganz ausschliessen zu können, weil er bei Thieren, denen man die Vagi vorher durchschnitten, nicht eine stetig zunehmende, sondern von vornherein eine gleichmässige Beschleunigung der Athmung wahrgenommen.

Ohne Kenntniss der Mittheilungen von Holmgren angestellte Untersuchungen Kratschmer's[1] brachten eine vollständige Bestätigung der Angaben über den Reflex auf die Athmung bei Inhalation von Chloroformdämpfen durch die Nase. Es ergab sich übrigens aus den Beobachtungen Kratschmer's, dass eine grössere Reihe von leicht verdunstenden Flüssigkeiten, und unter anderem auch der Äther ganz dieselbe Wirkung in Bezug auf diesen Punkt herbeiführt wie das Chloroform. Ferner führte Kratschmer aus, dass sich bei Thieren mit intacten Vagis zum Stillstand der Athmung in Exspirationsstellung ein

---

[1] Über Reflexe von der Nasenschleimhaut auf Athmung und Kreislauf. Sitzungsbr. der Wiener Akademie, II. Abth., Juni-Heft, Jahrg. 1870.

krampfhafter Verschluss der Stimmritze gesellt, der so lange anhält, bis das Versuchsthier wieder die erste Inspiration macht. Bei Thieren mit durchschnittenen Halsvagis ist begreiflicherweise dieser Glottiskrampf nicht zu beobachten.

Die Veränderungen in der Athembewegung, welche bei Einwirkung von Chloroform- und Ätherdämpfen auf die unterhalb des Kehlkopfes gelegenen Luftwege auftreten, habe ich, ohne vorher die bezüglichen Angaben Holmgren's zu kennen, einer eingehenderen Untersuchung unterzogen, deren Endresultate nicht unwesentlich von denen abweichen, die Holmgren erlangt hat [1]. Zunächst konnte ich mit Sicherheit constatiren, dass unter den oben erwähnten Verhältnissen bei Kaninchen mit intacten Vagis ein Reflex auf die Athmung eintritt, der sich in einer beträchtlichen Beschleunigung und Abflachung der Athembewegungen, zuweilen sogar in einem kurzen Stillstand der Athembewegung bei Tiefstand des Zwerchfelles ausspricht. Bei Thieren, denen man die *Nervi recurrentes* tief unten am Halse durchschnitten hat, tritt diese Erscheinung gleichwohl auf. Durchschneidung der Halsvagi selbst aber bedingt den Wegfall derselben.

Beim Einathmen von Äther tritt dieser Reflex immer in schwächerem Maasse auf, als beim Einathmen von Chloroform. Diese Differenz in der Wirkung beider Substanzen spricht sich auch darin aus, dass bei Thieren mit intacten Vagis, welche schon lange Ätherdämpfe durch eine Trachealfistel eingeathmet haben, so dass alle Reflexwirkungen des Äthers auf die Athmung bereits verschwunden sind, die Zuleitung von Chloroformdämpfen zu den unteren Luftwegen den beschriebenen Reflex auf die Athmung in voller Deutlichkeit wieder zum Vorschein bringen kann. Ich habe in jenen Mittheilungen ferner bemerkt, dass die Zuleitung jener Dämpfe zu den unteren Luftwegen bei Thieren mit durchschnittenen Halsvagis immer erst nach mehreren Athemzügen eine deutliche, von jener Reflex-Erscheinung wesentlich abweichende Veränderung der

---

[1] Über Reflexe auf die Athmung bei Zufuhr einiger flüchtiger Substanzen zu den unterhalb des Kehlkopfes gelegenen Luftwegen. Sitzungsb. der Wiener Akademie. III. Abth., December-Heft. Jahrg. 1874.

Athmung herbeiführt, deren Beschreibung und Deutung ich einer späteren Publication vorbehielt.

Die Angaben über die Veränderungen, welche der Herzschlag bei der Inhalation von Äther- oder Chloroformdämpfen erleidet, stehen mit jenen bezüglich der Respiration insoferne in Übereinstimmung, als auch bezüglich des Herzschlages bei der Äther- und Chloroformnarkose bei Menschen und Thieren zwei Stadien unterschieden werden: ein erstes Stadium der Excitation, in welchem der Herzschlag stärker und frequenter sein soll, und ein zweites Stadium der Depression mit allmähligem Schwächer- und Langsamerwerden desselben. Lallemand (l. c.) sah in dem letzten Stadium häufig Unregelmässigkeiten des Herzschlages auftreten, namentlich Ausfallen mehrerer Herzschläge. Übereinstimmend wird berichtet, dass der Herzschlag bei verlängerten Chloroform- und Ätherinhalationen endlich vollständig erlischt, doch behaupten die meisten Autoren ausdrücklich, dass der Herzschlag immer später erlischt, als die Respiration.

Dogiel [1] beobachtete bei Kaninchen, die Äther oder Chloroform durch die Nase athmeten, eine andere Reihenfolge von Erscheinungen am Herzschlage. Er sah unter diesen Verhältnissen im sogenannten ersten Stadium den Herzschlag sich beträchtlich verlangsamen, ja selbst längere Zeit vollständig aussetzen, während im zweiten Stadium die Herzbewegung sich beträchtlich beschleunigte, dann wieder in einen kurzen Stillstand verfiel und nach einer kleineren oder grösseren Zahl von auf diesen Stillstand folgenden Schlägen dauernd erlosch. Die Verlangsamung und den Stillstand des Herzens im ersten Stadium konnte er nach Durchschneidung der Halsvagi nicht mehr beobachten. Er zieht aus einer Reihe von Versuchen weiter den Schluss, dass diese Veränderung des Herzschlages reflectorisch, und zwar nicht durch die Reizung der *N. olfactorius, trigeminus, laryng. superior* und *inferior*, sondern durch die Lunge bewirkt wird.

Dass die zuletzt angeführte Ansicht Dogiel's eine irrthümliche sei, erwiesen spätere Versuche Holmgren's (l. c.), aus denen hervorgeht, dass die Verlangsamung und der Stillstand

---

[1] Archiv für Anatomie und Physiologie. Jahrg. 1866, p. 236 u. 415.

des Herzschlages bei Kaninchen, welche Chloroform durch die Nase athmen nicht mehr zu beobachten ist, wenn man denselben die Vagi am Halse oder die Trigemini in der Schädelhöhle vorher durchschnitten hat, dass also jener Reflex durch Vagi und Trigemini vermittelt wird.

Bei Kaninchen, welche Chloroformdämpfe durch eine Trachealfistel athmen, sah Holmgren gar keine Verlangsamung des Herzschlages eintreten, sondern sofort eine Beschleunigung und Abschwächung desselben, welche endlich zu vollständigem Erlöschen der Herzbewegung führte.

Kratschmer's Untersuchungen (l. c.) stehen in voller Übereinstimmung mit den Angaben Holmgren's bezüglich des Reflexes auf den Herzschlag. Kratschmer erwähnt aber bei seinen diesbezüglichen Mittheilungen nebenbei noch, dass er bei Kaninchen mit durchschnittenen Halsvagis nach der Inhalation von Chloroform und anderen flüchtigen Substanzen durch die Nase häufig Unregelmässigkeiten in der Pulscurve beobachtet habe, welche von den Veränderungen der Pulscurve nach reflectorischer Vagusreizung meistens deutlich verschieden seien, von ihm aber vorläufig nicht gedeutet werden könnten.

Ich habe später diese nach der Vagussection bei Kaninchen und Katzen bei Inhalation von Chloroform und Äther durch die Nase auftretenden Unregelmässigkeiten des Herzschlages näher untersucht, und in einer in den Sitzungsberichten der Wiener Akademie der Wissenschaften veröffentlichten Abhandlung [1] dargelegt: „dass dieselben in einem mannigfaltigen Wechsel zwischen kräftigen, abortiven und vorzeitig eintretenden Herzschlägen bestehen, und Folge einer reflectorisch von der Nasenschleimhaut ausgelösten Erregung der vasomotorischen Nerven und hiedurch herbeigeführten Steigerung des intracardialen Druckes sind". Ich habe ferner ebendaselbst mitgetheilt, dass unter den oben angegebenen Umständen, also bei durchschnittenen Vagis, nach Reizung der Nasenschleimhaut eine allmählig zunehmende mässige Verlangsamung des Herzschlages zu beobachten ist, welche weder zu der Grösse der Blutdrucksteigerung

---

[1] Jahrg. 1872, III. Abth., Juli-Heft.

noch zu der erreichten absoluten Höhe des Blutdruckes in einem constanten Verhältnisse steht, und selbst dann eintreten kann, wenn durch einen vorangegangenen Eingriff, das Zustandekommen einer deutlichen Blutdrucksteigerung auf Reizung der Nasenschleimhaut verhindert wird. Diese Verlangsamung verschwindet bei dem Absinken des Blutdruckes immer allmählig und zwar so, dass sich häufig noch eine Spur derselben findet, wenn der Blutdruck schon ganz wieder auf seine ursprüngliche Höhe herabgegangen ist.

Aus den eben erörterten Umständen muss gefolgert werden, dass diese regelmässige Verlangsamung des Herzschlages wenigstens nicht ausschliesslich durch eine gleichzeitige Steigerung des intracardialen Druckes bedingt sein kann. Ich habe ausserdem noch erwiesen, dass eine etwaige gleichzeitige Abänderung der Athembewegungen nicht in's Spiel kommt — konnte aber die Grundursache dieser Erscheinung nicht ermitteln.

Die ersten Beobachtungen über die Veränderungen, welche der Blutdruck in den arteriellen Gefässen bei Inhalation von Äther oder Chloroform erleidet, stammen von Lenz[1], der bei Kälbern, denen er Chloroform in den Magen injicirte, ein beträchtliches Absinken des Blutdruckes eintreten sah. Zugleich bemerkte er, dass die Athemschwankungen der Blutdruckcurve abnehmen und bei hohem Grade der Narkose ganz unkenntlich werden. Brunner machte, gelegentlich einer Untersuchung über die Spannung des ruhenden Blutes im lebenden Thiere[2] eine ähnliche Beobachtung bei durch Chloroforminhalationen narkotisirten Hunden. Eingehender wurde das Verhalten der Blutdruckcurve bei Hunden, die Äther oder Chloroform inhalirten, unter Vierordt's Leitung von Gall[3] studirt. Es ergab sich dabei, dass sowohl bei der Chloroform-, als bei der Ätherinhalation nach einer vorübergehenden, anscheinend durch eine starke Unruhe des Versuchsthieres bedingten Steigerung des arteriellen

---

[1] Experim. de ratione inter pulsusfrequentiam, sanguinis pressionem et sanguinis fluentis celeritatem. Inaugural-Dissertation. Dorpat, 1853.
[2] Zeitschrift für rationelle Medicin. 1854. V. Bd. p. 350.
[3] Die Spannung des Arterienblutes in der Äther- und Chloroformnarkose. Tübingen, 1856.

Mitteldruckes eine starke Drucksenkung zu beobachten ist, die bei Chloroforminhalation bis zum Eintritt des Todes stetig wächst.

Bei Inhalation von Äther war das Sinken des Blutdruckes im Ganzen nur mässig; bei Chloroforminhalationen trat die Senkung rascher ein und war bedeutender als bei Ätherisation. Die auf der Blutdruckcurve verzeichneten Pulswellen liessen keine constanten Veränderungen erkennen.

Im Jahre 1864 wurden die Beobachtungen über Erniedrigung des Blutdruckes bei Chloroforminhalation durch Untersuchungen einer Commission der royal medical and chirurgical society bestätigt. Am eingehendsten hat sich aber bisher mit diesem Gegenstande Scheinesson[1] beschäftigt, und dabei auch bei Kaninchen ein beträchtliches Absinken des Blutdruckes in den Arterien, niemals aber eine primäre Drucksteigerung beobachtet. Auf seine Versuche den Grund dieser Blutdruckserniedrigung zu ermitteln, werden wir später noch ausführlich zurückkommen müssen.

Kratschmer endlich (l. c.) weist darauf hin, dass bei der Inhalation von Chloroform oder Äther durch die Nase ein Reflex auf die vasomotorischen Nerven zu Stande kommt, der bei durchschnittenen Halsvagis in einem beträchtlichen Ansteigen des Blutdruckes in den Carotiden sich ausprägt, bei intacten Halsvagis aber daran zu erkennen ist, dass trotz sehr bedeutender Verlangsamung des Herzschlages der Blutdruck nicht absinkt, ja oft sogar etwas ansteigt. Wie aus meiner vorherigen Mittheilung schon hervorgeht, konnte ich diese Angaben Kratschmer's vollinhaltlich bestätigen.

Neben den bisher angeführten Versuchen und Beobachtungen, welche darauf gerichtet waren, die Beschaffenheit der bei Chloroform- und Ätherinhalationen eintretenden Veränderungen in der Athembewegung, dem Herzschlage und dem Blutdrucke zu ermitteln, ist noch eine Reihe von Untersuchungen zu berücksichtigen, welche den eigentlichen Grund jener Erscheinungen aufhellen sollten.

---

[1] Untersuchungen über den Einfluss des Chloroforms auf die Wärmeverhältnisse des thierischen Organismus und den Blutkreislauf. Archiv der Heilkunde, 1869.

Frühzeitig schon wurde hervorgehoben, dass die Veränderungen der Athmung bei Chloroformisation oder Ätherisation manche Ähnlichkeit mit den Erscheinungen bei der Erstickung darbieten, zugleich aber auch darauf hingewiesen, dass in dem letzteren Falle die Verarmung des Blutes an Sauerstoff, in dem ersteren Falle aber eine directe Einwirkung des Äthers oder Chloroforms auf das Nervensystem den eigentlichen Grund der Erscheinungen bilde.

Besonders nachdrücklich wurde dies für das Chloroform betont, bei dessen Einwirkung das Arterienblut seine arterielle Farbe, und, wie man meinte, damit auch seine arterielle Beschaffenheit bewahren sollte, während dagegen zugegeben wurde, dass bei Ätherinhalationen das Arterienblut wirklich, wie Amussat [1] zuerst behauptete, die bläuliche Färbung des Erstickungsblutes annehme.

In späterer Zeit machte sich aber doch die Ansicht geltend, dass die Erscheinungsreihe bei Inhalation von Chloroformdämpfen im Wesentlichen auf einen gestörten Gaswechsel in den Lungen zurückzuführen sei.

Faure [2] glaubte nämlich aus Beobachtungen an gefässhaltigen Membranen schliessen zu müssen, dass das Chloroform bei Inhalation in den Lungen zuerst eine Ausdehnung der Gefässe, dann einen Stillstand der Circulation und eine je nach der Intensität der Einwirkung verschiedengradige Coagulation des Blutes in den Lungencapillaren herbeiführe. Die hiedurch verursachte, mehr oder weniger ausgeprägte Störung im Gaswechsel in den Lungen sei die Veranlassung aller anderen Folgeerscheinungen bei der Chloroforminhalation, namentlich auch der Anästhesie. Die Aufnahme von Chloroform in das Blut läugnet Faure.

Diese Ansicht hat jedoch niemals grossen Anklang gefunden, und Cl. Bernard hatte keinerlei Schwierigkeit, dieselbe, was die Aufnahme von Chloroform in's Blut betrifft [3], zu widerlegen. Weniger überzeugend ist jedoch die Beweisführung für seine Behauptung, dass Erstickungserscheinungen bei der Chloroformisa-

---
[1] Compt. rend. T. 25. p. 804.
[2] Archives générales, Juin–Novembre 1858, und Mai 1867.
[3] L. c. p. 86–90.

tion nur als zufällige Nebenerscheinungen zu betrachten sind [1], welche der Art des Vorganges bei der Chloroformisation zugeschrieben werden müssten. Seine und Bernstein's [2] Versuche an Fröschen liefern wohl den Beweis, dass die Erscheinungen der Anästhesie auf eine Einwirkung des Chloroforms auf die Nerven-Centren zurückzuführen sind, und Bernstein wies durch Versuche an Salzfröschen, die auf dem Wege der Diffusion durch die Haut immer noch, wenn auch nur langsam, betäubt werden konnten, ausserdem noch nach, dass durch das Chloroform bewirkte Blutveränderungen wenigstens nicht allein bei dieser Einwirkung auf das Nervensystem im Spiel sein könnten. Allein damit ist die Möglichkeit noch nicht ausgeschlossen, dass gerade der veränderte Erregungszustand des Athemcentrums bei der Chloroformisation ausschliesslich, oder wenigstens theilweise darauf zurückgeführt werden müsse, dass das chloroformhaltige Blut, in Folge von Veränderungen der farbigen Blutkörperchen durch das Chloroform, Eigenschaften des Erstickungsblutes annehme. Um Sicherheit in Bezug auf diesen Punkt zu gewinnen, ist es vor allem nothwendig, die Athemcurve bei der Chloroform- oder Ätherinhalation mit Ausschluss aller Reflexe von der Nase oder den unteren Luftwegen aus zu studiren, und mit der Athemcurve bei der Erstickung zu vergleichen. Die ganz allgemeinen Angaben über die Veränderungen der Athmung bei der Chloroform- oder Äthernarkose, welche zudem die erwähnten Reflexe gar nicht in Rechnung ziehen, sind in dieser Richtung ganz ungenügend.

Aber auch die Mittheilungen Holmgren's über die Veränderungen der Athmung bei Kaninchen mit durchschnittenen Halsvagis, welche Chloroform durch eine Trachealfistel athmen, gingen viel zu wenig in das Detail dieser Veränderungen ein, und bedürfen noch viel zu sehr einer erneuten experimentellen Prüfung, als dass man die oben aufgeworfene Frage danach entscheiden könnte.

Von den Veränderungen, welche die **Herzbewegung** bei der Chloroform- oder Ätherinhalation erleidet, zog anfangs das

---

[1] L. c. p. 94—96.
[2] Moleschott's Untersuchungen zur Naturlehre, 1870, p. 281 ff.

Erlöschen der Herzbewegung die Aufmerksamkeit der Forscher fast ausschliesslich auf sich. Es erhob sich ein langer und lebhaft geführter Streit über die Ursachen der eintretenden Herzparalyse, in dem sich zwei Ansichten besonders geltend machten. Nach der einen Ansicht sollte das Erlöschen der Herzbewegung lediglich secundärer Natur sein, und dadurch bedingt werden, dass sich Chloroform und Äther im Gehirn und Rückenmarke anhäufen und auf diese Weise deren Function vernichten. Wie dabei die Herzparalyse durch das centrale Nervensystem herbeigeführt werden soll, bleibt völlig unerörtert. Diese wie man sieht ziemlich unklare Ansicht, wurde vorzugsweise vertreten durch Jobert [1], Robert [2] und durch Lallemand [3]. Dem gegenüber aber machte sich schon frühzeitig die Anschauung geltend, dass das Erlöschen der Herzbewegung Effect einer die Herzmusculatur direct lähmenden Einwirkung des mit Chloroform gesättigten Blutes auf das Herz sei. Als erster Vertreter derselben ist Snow [4] zu nennen, der seine Ansicht durch Versuche begründete, welche erwiesen, dass directer Contact von Chloroformdämpfen mit dem schlagenden Herzen von Versuchsthieren die Herzthätigkeit zu sistiren vermag.

Gosselin und M. Coze bestätigten diese Beobachtung für das Herz der Kaltblüter, während Demarquay Kaninchenherzen in einer Chloroformatmosphäre gerade so lange weiter schlagen sah, wie in reiner Luft.

Faure [5] gibt dagegen an, dass auch die Herzthätigkeit warmblütiger Thiere sistirt wird, und zwar nach der angewendeten Menge vorübergehend oder auf die Dauer, wenn Chloroform direct auf die Herzmusculatur (nach Entfernung des Pericardium) applicirt wird. Das Herz verhalte sich dabei

---

[1] Mémoire sur l'anesthésie chirurgicale. Gazette médicale de Paris, 1853, Nr. 36, 37, 41, 42 et 45.

[2] Expériences sur la cause de la mort par le chloroforme. Gazette des hôpitaux. 1853, Nr. 123.

[3] Recherches expérimentales sur les moyens à employer contre les accidents déterminés par les inhalations de chloroforme. L'union médicale 1855, Nr. 8—13 und 1860, Nr. 109.

[4] London journal of medicine. April—June 1852.

[5] Archives générales, 1858, Juin—Novembre.

wesentlich anders als die übrige quergestreifte Musculatur warmblütiger Thiere, welche bei directer Application des Chloroform nicht gelähmt werde. Nach H. Ranke[1] handelt es sich bei dem Erlöschen der Herzthätigkeit bei directer Application von Chloroform auf das Herz von Fröschen nicht etwa um einen Stillstand in Diastole, sondern um eine sich nicht mehr lösende Contraction, um eine locale Starre des Herzens.

Alle diese Versuche beweisen wohl, dass das Chloroform bei directer Einwirkung keine indifferente Substanz für das schlagende Herz ist: die Art, wie das Chloroform dabei auf das Herz einwirkt, ist aber von den bei der Inhalation herrschenden Verhältnissen so ganz verschieden, dass es unberechtigt wäre, hieraus den Schluss zu ziehen, dass das Erlöschen der Herzbewegung bei der Chloroforminhalation Folge directer Einwirkung des Chloroform auf die Herzmusculatur ist. Auch die Versuche Scheinesson's (l. c.), welche erweisen sollen, dass bei Chloroforminhalation die Energie der Herzthätigkeit in Folge einer Einwirkung des Chloroform auf den „musculomotorischen" Apparat des Herzens abnimmt, sind nicht vollständig beweiskräftig.

Scheinesson gelangt nämlich, indem er den Ursachen der Blutdrucksenkung bei der Chloroformisation von Kaninchen nachforscht, zu der Ansicht, dass dieselbe zum Theil durch Lähmung des vasomotorischen Nervencentrums, zum anderen Theile aber durch Abnahme in der Energie der Herzthätigkeit bedingt sei. Diese Ansicht begründet er folgendermassen:

Bei Kaninchen, welche Chloroform durch die Nase bis zum Erlöschen von Sensibilität, Motilität und Reflexthätigkeit athmeten, beobachtete er eine beträchtliche Dilatation der Gefässe beider Ohren. Aus dem Umstande, dass elektrische Reizung des centralen Endes des Sympathicus auch in tiefer Chloroformnarkose Erblassen des vorher injicirten Ohres zur Folge hat, zieht er dann den Schluss, dass jene Gefässdilatation am Kaninchenohre nicht durch directe Lähmung der Ohrgefässe oder Ohrgefässnerven, sondern durch Lähmung des vasomotorischen Nervencentrums durch das Chloroform bedingt sei. Dieser Schluss ist

---

[1] Centralblatt für die medicinischen Wissenschaften, 1867. Nr. 14.

aber nicht ganz beweiskräftig, indem sich sehr wohl annehmen liesse, dass unter den oben erwähnten Verhältnissen eine derartige Abnahme der Erregbarkeit an den Ohrgefässen oder Ohrgefässnerven stattfand, dass diese wohl noch auf den elektrischen Reiz, jedoch nicht mehr auf die vom Centrum ausstrahlenden tonischen Erregungen reagirten. Eine solche Annahme fände sogar darin eine Stütze, dass nach den Beobachtungen von Scheinesson eine ähnliche Gefässdilatation wie am Kaninchenohre bei tiefer Chloroformnarkose weder an dem Mesenterium von Katzen und Kaninchen, noch an der Schwimmhaut von Fröschen wahrzunehmen ist. Es muss demzufolge die Möglichkeit offen gelassen werden, dass die Gefässdilatation am Kaninchenohre eine rein locale Erscheinung sei, die entweder auf einen Reflex auf die Vasomotoren des Kaninchenohres, oder auf eine directe Einwirkung der durch die Nase und an der Nase vorbeistreichenden Chloroformdämpfe auf die Ohrgefässe oder die Ohrgefässnerven zurückzuführen ist.

Ebensowenig aber wie eine Lähmung des vasomotorischen Nervencentrums lässt sich aus den Beobachtungen von Scheinesson eine verminderte Energie der Herzthätigkeit mit Sicherheit erschliessen. Scheinesson zieht einen solchen Schluss aus dem Umstande, dass bei der Chloroforminhalation ein relativ zur Druckhöhe beträchtliches Absinken des Blutdruckes in den Arterien auch dann noch stattfindet, wenn man durch Rückenmarksdurchschneidung oder durch Compression der Bauchaorta dicht unter dem Zwerchfell den Einfluss des Gefässtonus auf den Blutdruck auf die Kopf- und Halsgefässe beziehungsweise auf die Gefässe der vorderen Leibeshälfte, eingeschränkt hat. Da nach den Untersuchungen von Bezold und Bever der Contractionszustand dieser Gefässe beim Kaninchen nur von geringem Einflusse auf die Höhe des Druckes in den Carotiden sei, so müsse die unter den vorher erwähnten Verhältnissen zu beobachtende relativ beträchtliche Druckabnahme Folge verminderter Energie der Herzthätigkeit sein. Gegen diese Schlussfolgerung lassen sich aber folgende Einwendungen erheben. Erstens hat es sich längst herausgestellt, dass der Contractionszustand der Gefässe von Hals und Kopf oder gar der ganzen vorderen Leibeshälfte selbst beim Kaninchen für den Blutdruck in den Carotiden lange nicht so unerheblich ist, wie Bezold und Bever es seinerzeit hingestellt haben. Zweitens muss der Contractionszustand der Gefässe der vorderen Leibeshälfte vom allererheblichsten Einfluss auf den Carotidendruck werden, wenn man durch Abklemmen der Bauchaorta die ganze aus dem linken Ventrikel sich ergiessende Blutmasse in jenen Gefässbezirk einschränkt. Drittens sind die Blutdrucksenkungen, welche Scheinesson beobachtete, wenn er Kaninchen tief narkotisirte, denen er vorher das Rückenmark durchschnitten hatte, wohl relativ bedeutend, aber absolut gering, so gering, dass zu ihrer Erklärung eine Erschlaffung der Kopf- und Halsgefässe im Verein mit der durch die Verlängerung des Versuches an und für sich schon bedingten Abnahme der Energie aller Functionen genügt, ohne dass man genöthigt ist, noch eine besondere specifische Wirkung des Chloroform auf das Herz anzunehmen.

Man muss darum, meiner Meinung nach, nach den Versuchen von Scheinesson die Frage, ob und in welcher Weise die Energie der Herzbewegung, und ob und in welcher Weise der Contractionszustand der Gefässe an der bei Chloroforminhalation sich entwickelnden Blutdrucksenkung betheiligt ist, unentschieden lassen — um so mehr als bei diesen Versuchen die Veränderung in der Frequenz des Herzschlages nur ganz ungenügend berücksichtigt wurde.

Legen wir uns nun, nachdem wir eine Übersicht über die wichtigeren der bisher über den Gegenstand unserer Untersuchung ausgeführten Arbeiten gewonnen, die Frage vor, welches gegenwärtig die Hauptaufgaben einer Untersuchung über die Wirkung von Chloroform und Äther auf Athmung und Blutkreislauf sind, so ergibt sich Folgendes:

In erster Reihe ist ein Detailstudium der Veränderungen nothwendig, welche die Athmung durch die Aufnahme von Chloroform und Äther in's Blut erleidet.

In zweiter Reihe muss ermittelt werden, ob der Herzschlag ähnlich wie die Athmung durch jene Substanzen nicht allein von der Nase, sondern auch von den unteren Luftwegen aus reflectorisch verändert wird, und welches die lediglich durch die

Aufnahme von Chloroform oder Äther in's Blut bedingten Veränderungen des Herzschlages sind. Speciell muss dabei noch ermittelt werden, ob jene beiden Substanzen unter die Gruppe der Herzgifte eingereiht werden müssen, oder ob das Erlöschen der Herzthätigkeit bei Chloroformisation oder Ätherisation als indirecte Wirkung des Chloroform und Äther auf das Herz aufzufassen ist.

Drittens ist festzustellen, ob an dem Zustandekommen der bei Chloroform- oder Ätherinhalationen eintretenden Blutdrucksenkung eine Erschlaffung der Wandungen der arteriellen Gefässe betheiligt ist, und eventuell, ob diese durch eine Verminderung des Tonus der vasomotorischen Centren oder durch eine Parese der Gefässe oder der peripheren Gefässnerven selbst zu erklären ist.

Sind diese Fragen beantwortet, so wird man daran schreiten können, die bisherigen Angaben über die Art und Reihenfolge der Veränderungen von Athmung und Kreislauf bei Inhalation von Chloroform und Äther in der gewöhnlich üblichen Weise durch die Nase einer näheren Prüfung zu unterziehen, jene beiden Substanzen bezüglich der Intensität ihrer Wirkung auf Athmung und Kreislauf zu vergleichen, und die nöthigen Schlussfolgerungen für die Praxis daraus abzuleiten.

Erste Mittheilung.

Über die unmittelbare Wirkung von Chloroform und Äther auf das Athemcentrum.

Die Versuche, über welche in den vorliegenden Blättern berichtet wird, wurden beinahe ausschliesslich an Kaninchen ausgeführt. Ich überzeugte mich davon, dass bei Hunden und Katzen die Veränderungen der Respiration bei Aufnahme von Chloroform oder Äther in's Blut im Ganzen genommen dieselben sind, wie beim Kaninchen. Da man aber wegen der grossen Unruhe der Hunde und Katzen beim Experimente, Versuche an diesen Thieren, bei denen Athmung und Kreislauf verzeichnet werden sollen, füglich nur nach vorhergehender Betäubung derselben durch Opium oder irgend ein anderes Narkotikum vornehmen kann, wobei die Athmung an und für sich wesentlich verändert und oft auch sehr unregelmässig wird, so eignen sich diese Versuchsthiere nicht sehr zu den mitzutheilenden Versuchen.

Zur Verzeichnung der Respiration benützte ich vorzugsweise den von mir früher beschriebenen Apparat [1], der die Volumsschwankungen des Versuchsthieres bei der Athmung mittelst des Marey'schen Cardiographen auf einer berussten rotirenden Trommel verzeichnet. Bei Versuchen, bei denen neben der Respiration gleichzeitig auch die Circulation verzeichnet werden sollte, wurden die Athmungen öfter wohl auch in der Weise verzeichnet, dass der eine Schenkel einer T-Canüle entweder direct, oder unter Einschaltung eines grossen geschlossenen Luftraumes mit einem Marey'schen Cardiographen in Verbindung gesetzt wurde. Bei dieser Versuchsanordnung bedarf es immer einiger Vorsicht, um die Nase des Versuchsthieres vollständig vor der Einwirkung von Chloroform und Äther zu schützen und Reflexe auf die Athmung von der Nase aus zu verhüten. Ich benützte darum zuletzt beinahe ausschliesslich eine später noch ausführlich zu beschreibende Modification des oben bezeichneten Apparates, welche es ermöglichte auch die Kreislaufserscheinungen des in dem Kasten eingeschlossenen Thieres auf der berussten Trommel verzeichnen zu lassen. Da das Versuchsthier hiebei in einem luftdicht schliessenden Kasten sich befindet, und die Einathmungsluft und die mit dieser direct in eine Trachealfistel gelangenden Chloroform- und Ätherdämpfe von aussen her bezieht, so ist eine Erregung der Nerven der Nasenschleimhaut durch jene Dämpfe ohne alle weiteren Vorkehrungen ausgeschlossen.

Ausser den Athembewegungen und eventuell den Blutdruckschwankungen und Veränderungen des Herzschlages wurden auf der berussten Trommel die Schläge eines Metronom, und Eintritt und Dauer der experimentellen Eingriffe in gewöhnlicher Art durch Elektromagneten notirt.

Die Zufuhr von Chloroform- oder Ätherdämpfen zu den unteren Luftwegen erfolgte in der Weise, dass man an die Trachealcanüle der betreffenden Versuchsthiere die Mündung von

---

[1] Über Reflexe auf die Athmung etc. Sitzungsb. der Wiener Akademie, III. Abth., Jahrg. 1874, December-Heft, p. 2.

Glasgefässen brachte, welche gleich gross waren, weite Öffnungen von gleichem Durchmesser hatten, und gleiche Mengen von Äther oder Chloroform enthielten. Vergleichsversuche, bei denen die Thiere aus ganz gleich beschaffenen reinen, leeren Glasgefässen athmeten, bewiesen, dass diese Versuchsanordnung an und für sich ohne Einfluss auf die Beschaffenheit der Athembewegungen war.

Lässt man ein Kaninchen mit durchschnittenen Halsvagis in der vorherbeschriebenen Weise Chloroformdämpfe durch eine Trachealfistel einathmen, so bleiben in der Regel die ersten vier oder fünf Athemzüge während der Chloroforminhalation unverändert. Ausnahmsweise treten schon nach zwei bis drei, nicht selten aber erst nach einer grösseren Reihe von Inspirationen deutliche Veränderungen der Athembewegungen auf.

Bei Thieren, die nicht schon durch anderweitige vorhergehende Versuche eine Verringerung der Erregbarkeit ihrer Nervencentren erlitten haben, tritt in der Regel als erstes Zeichen der Chloroformwirkung eine tetanische Exspiration auf. Durch 6, 10 und selbst 16 Secunden bleibt der Stift des Cardiographen in tiefster Exspirationsstellung stehen. Die darauffolgende Inspiration ist meist eine sehr tiefe ausnahmsweise aber auch sehr flach, gewissermassen nur abortiv. Die Reihenfolge der Erscheinungen nach dem ersten Exspirationstetanus ist überhaupt sehr wechselnd. Öfter folgt jenem ersten Zeichen der Chloroformwirkung eine Anzahl von sehr verlangsamten tiefen Athemzügen, bei denen aber die Verlangsamung vorwaltend die Inspiration trifft. In anderen Fällen dagegen treten sehr kurze und tiefe, durch länger dauernden Exspirationstetanus von einander getrennte Athemzüge nach dem ersten Exspirationstetanus auf. Manchmal wieder sind die einzelnen zwischen den krampfhaften Contractionen der Exspirationsmuskeln liegenden Athemzüge in ihrer inspiratorischen Phase durchwegs nicht unbeträchtlich verlängert. In allen Fällen aber folgt auf die eben beschriebenen Erscheinungen eine sehr beträchtliche Beschleunigung der Respiration. Zu Beginn dieser Phase der Chloroformwirkung sind die vom Cardiographen verzeichneten Athemwellen sehr hoch, oft beträchtlich höher als vor der Chloroforminhalation;

bald aber werden dieselben immer niedriger und niedriger und dabei immer kürzer und kürzer.

Wird die Zufuhr von Chloroformdämpfen genügend lange fortgesetzt, so sinken die Respirationswellen meist ganz allmälig bis auf das Unmerkbare ab — es erfolgt ein ganz successives Erlöschen der Respiration. Die letzten Athemzüge bleiben dabei gewöhnlich sehr beschleunigt, doch sind sie auch manchmal in ihrem exspiratorischen Theile relativ wieder deutlich verlangsamt (Tafel I, Fig. 2 *a* und 2 *b*; Tafel II, Fig. 1 und 3).

Öfter, und zwar besonders bei Thieren, an welchen vorher schon längere Zeit experimentirt worden, ist ein Exspirationstetanus als erstes Zeichen der Wirkung eingeathmeter Chloroformdämpfe nach Vagusdurchschneidung nicht zu beobachten. Entweder tritt einige Zeit nach der Zufuhr der Chloroformdämpfe stark verlangsamtes Athmen bei **vorwaltender Inspiration** und dann die beschriebene Beschleunigung auf (Tafel I, Fig. 1 *a* und 1 *b*), oder es kommt, nachdem die Respiration während der Chloroformzufuhr durch längere Zeit ganz unverändert war, **ohne jede vorhergehende Verlangsamung** die regelmässig eintretende Beschleunigung und Verflachung der Respiration zum Vorschein.

Nur ganz ausnahmsweise, und zwar bei Thieren, an denen man bereits durch längere Zeit mit Chloroform- oder Ätherdämpfen experimentirt hat, verläuft das Endstück der Respirationscurve bei Chloroforminhalation nach Durchschneidung der Vagi nicht so allmälig wie vorher beschrieben, sondern es nehmen die Athemwellen rasch und sprungweise an Höhe ab. Die einzelnen Athemwellen sind dabei in der exspiratorischen Phase bedeutend verlängert, und nach wenigen derart beschaffenen Athemzügen erlischt die Respiration plötzlich. Der letzte Athemzug ist dabei immer noch ein ziemlich tiefer, weitaus tiefer wenigstens als die letzten noch deutlich wahrnehmbaren Athemzüge auf der allmälig absinkenden Respirationscurve bei frischen Thieren (Taf. II, Fig. 2).

Lässt man Kaninchen, bei denen in Folge der Chloroforminhalation die Respiration schon stark verflacht, aber doch immer noch deutlich ausgeprägt ist, wieder reine atmosphärische Luft einathmen, so vertieft sich die Respiration allmälig, die einzelnen Athemzüge verlangsamen sich später auch wieder, und nach einiger Zeit hat die Respirationscurve denselben Verlauf, wie vor der Chloroformzufuhr.

Die Zeitdauer, während welcher Chloroform zugeführt werden muss, um es bis zum vollständigen Erlöschen der Respiration zu bringen, ist bei den einzelnen Versuchsthieren nicht unbeträchtlich verschieden: bei Kaninchen, deren Vagi durchschnitten waren, fand ich, auch wenn dieselben nicht vorher schon durch länger dauernde Versuche erschöpft waren, in der Mehrzahl der Fälle eine durch 1—2 Minuten dauernde Inhalation von stark mit Chloroformdämpfen vermengter Luft durch eine Trachealfistel hinreichend um das Erlöschen der Athembewegungen herbeizuführen.

Meistens gelang es, durch eine mehrere Minuten lang fortgesetzte künstliche Ventilation die auf oben angegebene Weise erloschene natürliche Respiration wieder wach zu rufen. Es war dies selbst dann möglich, wenn die künstliche Ventilation erst einige Minuten nach dem vollständigen Erlöschen der natürlichen Athmung eingeleitet werden konnte — falls nicht inzwischen das Herz aufgehört hatte zu schlagen.

Wenn ein Kaninchen mit durchschnittenen Halsvagis in der früher angegebenen Weise Ätherdämpfe einathmet, so sind ähnliche Veränderungen der Athembewegungen zu beobachten wie sie vorher als Wirkung der Chloroforminhalation beschrieben wurden. Auch hiebei beobachtet man öfter einen Exspirationstetanus als erstes Zeichen der Einwirkung auf die Athembewegungen; auch hiebei wird die Athmung meistens anfangs verlangsamt und vertieft, immer aber im späteren Verlauf der Ätherinhalation erheblich beschleunigt und etwas verflacht (Taf. II, Fig. 4 *a* und 4 *b*). Niemals aber sind die Effecte der Ätherinhalation so intensiv wie jene der Chloroforminhalation. Der Exspirationstetanus ist immer nur kurz und wiederholt sich beinahe nie; die Periode der Verlangsamung ist nicht von erheblicher Dauer und die Beschleunigung nie so hochgradig wie bei der Einwirkung von Chloroform. Besonders aber muss hervorgehoben werden, dass, während das Chloroform wie früher besprochen wurde, unter den angegebenen Umständen ein sehr rasches Erlöschen der Respiration herbeiführt, eine

selbst viele Minuten andauernde Ätherinhalation
unter gleichen Umständen — ich habe die Ätherinhalationen bis
zu 15 Minuten andauern lassen — nicht hinreicht, um ein
vollständiges Erlöschen der Respiration zu bewirken. Die Respiration erfährt wohl unter diesen Verhältnissen
eine bedeutende Beschleunigung, aber die Verflachung der
Athembewegungen erreicht nie einen höheren Grad, so dass die
Respiration des Versuchsthieres dasselbe ganz ausreichend ventilirt.

Lässt man aber ein solches Versuchsthier, welches längere
Zeit hindurch Äther geathmet hat, Chloroform inhaliren, so erlischt die Respiration ganz auffallend rasch, und ist gerade
unter diesen Umständen das früher beschriebene sprungweise
Absinken der Respirationscurve manchmal zu beobachten. Ich
brauche die Übereinstimmung der eben erörterten Erscheinungen
mit den früher citirten Beobachtungen von Snellen und
Rosenthal wohl kaum besonders hervorzuheben.

Wir müssen uns nun zunächst die Frage vorlegen, ob wir
es bei den oben beschriebenen Erscheinungen mit einer Localwirkung der durch die Trachealfistel zu den Lungen gelangenden Chloroform- oder Ätherdämpfe oder mit dem Effecte der
Aufnahme jener Substanzen ins Blut zu thun haben. Gegen die
Annahme einer Localwirkung spricht schon der Umstand, dass
jene Veränderungen der Athembewegungen in der Regel nur
nach Durchschneidung der Halsvagi auftreten, und dass sie
nicht sofort, sondern erst nach mehreren Athemzügen, ja
manchmal selbst erst nach einer längeren Reihe von unverän-
derten Athembewegungen zum Vorschein kommen. Ich habe
überdies durch speciell hierauf gerichtete Versuche mich davon
überzeugt, dass die Aufnahme von Chloroform oder Äther ins
Blut dieselben Veränderungen in der Athembewegung hervor-
ruft, wie die Inhalation jener Substanzen bei durchschnittenen
Vagis durch eine Trachealfistel. Ich habe zu diesem Zwecke
kleine Mengen von Äther oder Chloroform in venöse und arterielle Gefässe injicirt, und dabei ebenfalls Athemstillstände in
Exspiration, inspiratorisch verlangsamte Athmungen und finale
Beschleunigung und Verflachung der Athmung beobachtet. Die
Reihenfolge der Erscheinungen war aber bei diesen Versuchen

noch wechselnder als bei den Inhalationsversuchen; es fehlte dabei häufig die **primäre** Verlangsamung, dagegen kam es aber oft zu sprungweisem Absinken der Athmungscurve bei etwas verlangsamten Athmungen. In Fällen, wo nur ein paar Tropfen jener Substanzen in das Gefässsystem gebracht wurden, gelang es übrigens immerhin die ganze anfangs beschriebene Erscheinungsreihe zum Vorschein zu bringen. Die Respiration erlischt selbst bei Injection von ganz geringen Mengen von Äther und Chloroform ins Gefässsystem sehr rasch, lässt sich aber auch unter diesen Umständen durch künstliche Ventilation wieder erwecken, wenn der Herzschlag nicht gleichfalls erloschen ist. **Eine Differenz in der Intensität der Wirkung von Äther und Chloroform auf die Athmung habe ich bei der Injection in das Gefässsystem nicht beobachten können.** Gleich geringe Mengen beider Substanzen haben unter diesen Umständen das Erlöschen der Respiration herbeigeführt. Auch blieb bei den Injectionsversuchen die Wirkung jener Substanzen auf die Athmung bei durchschnittenen und undurchschnittenen Vagis ganz dieselbe.

Wenn wir nun auch die Veränderungen in den Athembewegungen bei Inhalation von Chloroform oder Äther durch eine Trachealfistel nach der Vagussection als Wirkung der Aufnahme dieser Substanzen in das Blut ansehen müssen, so ist darum doch noch nicht erwiesen, dass diese Veränderungen Effect einer unmittelbaren Einwirkung des Chloroform oder Äther oder des durch diese Substanzen veränderten Blutes auf das Athemcentrum sind. Wie schon aus den früher citirten Versuchen und Beobachtungen Anderer hervorgeht, und wie ich in einer späteren Mittheilung selbst noch genauer darlegen werde, vollziehen sich nach der Aufnahme von Chloroform oder Äther in das Blut sehr bedeutende Veränderungen im Blutkreislauf. Es wäre ja nun immerhin möglich, dass durch diese Kreislaufsveränderungen allein das Athemcentrum in jenen Zustand versetzt würde, der sich in den früher beschriebenen Veränderungen der Athembewegung nach der Chloroform- oder Ätherinhalation ausdrückt. Gegen eine solche Annahme spricht jedoch schon von vornherein der Umstand, dass bei **gleichzeitiger** Verzeichnung der Athembewegungen und der Herzschläge, sowie des Blutdruckes während der Inhalation jener Substanzen eine hochgradige Veränderung der Athmung meistens bereits zu einer Zeit sich bemerkbar macht, wo die Wirkung auf den Blutkreislauf kaum noch zu erkennen ist. Man kann aber auch bei einer anderen Versuchsanordnung die Respiration unter der Einwirkung des Äthers oder Chloroform in der angegebenen Weise sich vollständig verflachen sehen, ohne dass der Herzschlag oder der Blutdruck überhaupt eine erhebliche Veränderung erfährt.

Wenn man nämlich durch das gegen das Gehirn führende Stück der Carotis, deren gegen das Herz zu gelegener Theil mit dem Quecksilbermanometer verbunden ist, Chloroform oder Äther gegen das Gehirn spritzt, so sieht man manchmal, besonders bei der Injection sehr kleiner Mengen jener Substanzen, dass an der Blutcurve gar nichts Wesentliches sich verändert, während an der Athemcurve primäre Verlangsamung und darauf die starke Beschleunigung und Verflachung der Athmung in der entschiedensten Weise ausgeprägt erscheint.

Ich kann mich nicht darüber aussprechen, ob Chloroform und Äther in diesen Fällen vom centralen Nervensystem gewissermassen vollständig zurückgehalten wurden, und darum nicht auf das Herz und die Gefässe des Rumpfes und der Gliedmassen wirken konnten. Jedenfalls beweisen aber jene Versuche, dass die Aufnahme von Chloroform oder Äther in das Blut unabhängig von allen Veränderungen im Blutkreislaufe die beschriebenen Veränderungen der Respiration zu erzeugen vermag. Hinzufügen will ich noch, dass ich mich durch ganz specielle Versuche davon überzeugt habe, dass die Respirationsänderungen bei der vorhin beschriebenen Versuchsanordnung nicht etwa einfache Folge der Injection von Flüssigkeit in das Gehirn waren. Ich habe indifferente Flüssigkeiten in wechselnden Mengen durch das periphere Endstück der Carotis gegen das Gehirn injicirt, und darnach niemals etwas anderes beobachtet, als eine unmittelbar auf die Injection folgende, einige Secunden anhaltende mässige Beschleunigung der Respiration ohne Verflachung derselben.

Müssen wir demnach die von mir beschriebenen Veränderungen der Athembewegung bei Inhalation von Chloroform oder

Äther nach der Vagussection als Wirkung des in das Blut aufgenommenen Chloroform oder Äther auf das Athemcentrum ansehen, so können wir uns diese Wirkung wieder in indirecter Weise bedingt denken. Zunächst wird die Einathmung einer mit Chloroform reichlich geschwängerten Luft den Lungen weniger Sauerstoff zuführen, als die Inspiration reiner athmosphärischer Luft, und dann könnten Chloroform und Äther durch Zerstörung der Sauerstoffträger im Blute eine durch den ersten Umstand begünstigte hochgradige Verarmung des Blutes an Sauerstoff herbeiführen. Man könnte also die nach der Inhalation jener Substanzen auftretenden Veränderungen in den Athembewegungen nur als den Ausdruck einer besonderen Art von Dyspnoe ansehen. Folgende Erwägungen sprechen aber gegen eine solche Annahme.

Es ist durchaus unwahrscheinlich, dass bei den Veränderungen der Respiration nach Einathmung von Chloroform oder Äther die verminderte Sauerstoffzufuhr zu den Lungen überhaupt eine Rolle spielt, weil wir ganz dieselben Erscheinungen bei Injection jener Substanzen in das Gefässsystem auftreten sehen. Aber auch dagegen, dass die Zerstörung rother Blutkörperchen durch jene Substanzen dabei ins Spiel kommt, lassen sich die gewichtigsten Gründe geltend machen Zunächst muss mit Bezug hierauf angeführt werden, dass alle auf diesen Punkt gerichteten Beobachtungen und Versuche dagegen sprechen, dass es bei der gewöhnlichen Art der Chloroform- und Ätherzufuhr überhaupt zu einer Zerstörung von rothen Blutkörperchen im kreisenden Blute kommt. Ich habe selbst gelegentlich von Versuchen, die ein anderes Ziel im Auge hatten, Beobachtungen über diesen Gegenstand angestellt, die mich bestimmen, der von anderer Seite [1] ausgesprochenen Meinung: dass bei der Chloroformnarkose die rothen Blutkörperchen in den Gefässen nicht verändert werden, mit einer gewissen Einschränkung beizupflichten. Diese Einschränkung bezieht sich darauf, dass man am Froschmesenterium, wenn Chloroform- oder Ätherdämpfe von sehr grosser Dichtigkeit auf dasselbe

---

[1] Schenk, Bemerkungen zur Chloroformnarkose. Sitzungsb. der Wiener Akademie, Jahrg. 1868, 58. Bd., II. Abth.

einwirken, in Gefässen, wo die Circulation in's Stocken gerathen ist, das Stroma der farbigen Blutkörperchen erblassen und die Kerne scharf und glänzend hervortreten sieht. In den Gefässen aber, wo die Blutbewegung im guten Gange war, habe ich eine Veränderung der farbigen Blutkörperchen nicht beobachten können.

Es liesse sich aber immerhin behaupten, dass Chloroform und Äther bei der gewöhnlichen Art der Zufuhr wohl an keiner Stelle im Kreislaufssysteme in solcher Menge sich anhäufen, um eine Zerstörung der rothen Blutkörperchen zu bewirken, dass diese Substanzen aber unter den erwähnten Verhältnissen mit den Sauerstoffträgern eine Verbindung eingehen, welche wohl keine sichtbaren Veränderungen dieser bedingt, sie aber doch zur ferneren Sauerstoffaufnahme ungeeignet macht, wodurch das Blut dann die Eigenthümlichkeiten des dyspnoischen Blutes erlangen müsste. In diesem Falle müssten aber auch die Veränderungen der Athembewegung dieselben sein, wie bei der Sauerstoffverarmung des arteriellen Blutes. Nun lehrt aber ein Vergleich der Athemcurve bei der Dyspnoe mit der Athemcurve, wie sie durch die Aufnahme von Chloroform oder Äther in das Blut bedingt wird, sofort, dass wir es in diesen beiden Fällen mit ganz differenten Erscheinungen zu thun haben. In dem einen Falle sehen wir die Athmungen anfangs sich stark vertiefen und beschleunigen, und später bei anhaltender Vertiefung sich beträchtlich verlangsamen — in dem anderen Falle ist eine finale Beschleunigung und stetig wachsende Verflachung der charakteristischeste Theil der Erscheinungsreihe, zu dem sich meistens anfangs eine hochgradige Verlangsamung der Athmung gesellt, welche häufig zum Theil und manchmal sogar ausschliesslich durch Verlängerung der inspiratorischen Phase der einzelnen Athembewegungen bedingt wird.

Lässt sich also schon hiedurch allein die Annahme widerlegen, dass man es bei dem Erlöschen der Respiration bei Inhalation von Äther oder Chloroform mit einer Erstickung zu thun hat, so kann man auch noch durch einen speciellen Versuch die vollständig differente Wirkung der Sauerstoffverarmung des Blutes und der Aufnahme von Chloroform oder Äther n das Blut auf das Schlagendste darstellen. Erzeugt man bei

einem Kaninchen mit durchschnittenen Halsvagis, das durch
eine Trachealfistel athmet, durch Verschluss dieser Fistel Dyspnoe, und lässt man während der Periode der Beschleunigung
oder der Verlangsamung der Athmung plötzlich stark mit
Chloroformdämpfen erfüllte Luft zu den Lungen treten, so än-
dert sich nach zwei bis drei Athemzügen die Respiration vollständig. An die Stelle der beschleunigten oder einfach
verlangsamten Athmung tritt der früher beschriebene Exspirationstetanus, und daran anschliessend die charakteristische Verflachung und Beschleunigung der Athmung. Die Chloroform-
curve setzt sich bei diesem Versuche so scharf von der
Dyspnoecurve ab, dass der Anblick einer solchen Curve allein
schon davon zu überzeugen vermag, dass das Chloroform eine
specifische Wirkung auf das Athemcentrum ausübt (Taf. III,
Fig. 2 und 3).

Wodurch aber die specifische Wirkung des Chloroform und
des Äthers auf das Athemcentrum bedingt wird, kann ich allerdings nicht angeben. Man kann mit Bezug hierauf nur das Eine
sagen, dass sie nicht in einer Zerstörung der nervösen Elemente
des Athemcentrum bestehen kann, weil die Respiration bald
wieder normal wird, wenn man durch die spontane oder künstliche Athmung den Lungen wieder reine athmosphärische Luft
zuführt.

Auch darüber kann man sich nicht mit Bestimmtheit aussprechen, ob man die Veränderungen der Respiration bei der
Einwirkung von Chloroform auf das Athemcentrum lediglich
als Folge einer direct lähmenden Wirkung dieser Substanzen
aufzufassen hat, oder ob dieselben Ausdruck einer starken
Erregung des Athemcentrums sind, welche zu einer raschen
Erschöpfung der Erregbarkeit desselben führt. Es sprechen aber
mancherlei Umstände für die Wahrscheinlichkeit der letzteren Annahme. Ich zähle es unter diese Umstände, dass die Athmung nach
der Inhalation von Chloroform durch eine Trachealfistel bei
durchschnittenen Vagis während der anfänglichen Periode
der Verlangsamung und selbst noch zu Beginn der Beschleunigung sehr tief ist. Ich muss ferner in Bezug auf diesen Gegenstand darauf verweisen, dass, abgesehen von der vollständigen
Verflachung der Athmung bei hochstehendem Zwerchfell, die

Respirationscurve, die man unter den angegebenen Verhältnissen erhält, viel Ähnlichkeit mit der Respirationscurve hat, welche man bei Erregung der Enden der sensiblen Nerven der unteren Luftwege durch concentrirtes Ammoniak erlangt, wodurch, wie ich ermittelt habe [1], ein starker Reflex auf die Athmung ausgelöst wird, bei dem aber die Verflachung der Athembewegung bei tiefstehendem Zwerchfell eintritt.

Auch ein paar Versuche, die ich unter Benützung der von S. Mayer[2] angegebenen Methode zur Erzeugung von Apnoe bei Hunden angestellt habe, sprechen im Ganzen dafür, dass das in das Blut aufgenommene Chloroform eine starke Erregung des Athemcentrums herbeiführt. Mayer hat bekanntlich gefunden, dass kurz nach Beendigung einer jeden zu längerem Herzstillstand führenden Vagusreizung eine längere oder kürzere Apnoe eintritt, deren Entstehung er darauf zurückführt, dass das während des Herzstillstandes in den Lungen stagnirende Blut durch die während jenes Zeitraumes stattfindenden kräftigen Athembewegungen sehr ausgiebig ventilirt, und dadurch apnoisch gemacht wird. Wenn nun dieses apnoische Blut bei dem Wiederauftreten des Herzschlages in den grossen Kreislauf und zum Gehirn und verlängerten Mark gelangt, so müsse es das Athemcentrum in den apnoischen Zustand versetzen.

Diese interessante Erscheinung der Apnoe nach Herzstillstand benützte ich nun dazu, um mir die Wirkungen zur Anschauung zu bringen, welche das Chloroform auf das Athemcentrum ausübt, wenn jede Interferenz mit anderweitigen auf das Athemcentrum einwirkenden Reizen hinwegfällt. Ich überzeugte mich zu diesem Zwecke zunächst davon, dass bei den beiden benützten Versuchsthieren die Vagusreizung längeren Herzstillstand und consecutiv Apnoe zur Folge hatte, und injicirte dann während neuerlicher, zu längerem Herzstillstand führender Vagusreizung Chloroform durch eine Jugularvene gegen das Herz. Mit dem Wiederauftreten des Herzschlages musste dann das Chloroform in dem apnoischen Blute zur *Medulla oblongata* gelangen.

---

[1] Über Reflexe auf die Athmung etc. l. c. p. 10—14.
[2] Experimenteller Beitrag zur Lehre von den Athembewegungen. Sitzungsbr. der Wiener Akademie. III. Abth., April-Heft. Jahrg. 1874.

Falls das Athemcentrum durch das Chloroform direct gelähmt wird, musste bei Anwendung einer zum Erlöschen der Respiration führenden Dosis von Chloroform von dem Momente an, wo das apnoische Blut zum verlängerten Mark gelangt, und unter anderen Verhältnissen eine vorübergehende Apnoe erzeugt, jede Athembewegung hinwegbleiben. In dem Falle aber, dass das Chloroform erregend auf das Athemcentrum einwirkt, konnte man erwarten, dass gar kein Athemstillstand oder nur ein Athemstillstand von weit kürzerer Dauer eintritt und eine Art der Respiration zum Vorschein kommt, welche man als reinen Ausdruck der Wirkung des Chloroform auf das Athencentrum anzusehen berechtigt war. Ich fand nun, dass in der That die letztere Erwartung sich erfüllte. Es trat gar kein Athemstillstand nach längerem Herzstillstand mehr ein, wenn ich während des Herzstillstandes Chloroform durch eine Jugularvene gegen das Herz injicirte. In dem Zeitraum wo unter den früher angegebenen Bedingungen eine längere Apnoe beobachtet worden war, trat an Stelle des Athemstillstandes eine Anzahl von Athemzügen auf, die der Respiration vor der Vagusreizung gegenüber stark beschleunigt waren. Der erste dieser Athemzüge war noch sehr tief, dann aber folgte eine rasche Verflachung der Athmung und nach einer verhältnissmässig kleinen Anzahl von Athemzügen war die Respiration erloschen (Taf. III, Fig. 1 *a* und 1 *b*).

Durch künstliche Respiration konnte ich dann die natürliche Respiration wieder erwecken, und den Versuch mit gleichem Erfolge wiederholen, nachdem ich mich überzeugt hatte, dass die vorhergehende Chloroformvergiftung das Zustandekommen von Apnoe nicht verhindert hat. Ich muss in Bezug auf letzteren Punkt sogar hervorheben, dass bei Thieren welche durch Äther oder Chloroform vergiftet waren, leichter und länger dauernd Apnoe erzeugt werden kann als sonst, und dass man in der Anwendung jener Substanzen ein Mittel hat, bei Thieren, welche vorher bei künstlicher Ventilation nur auf sehr kurze Zeit in den apnoischen Zustand verfielen, mit derselben Art der Ventilation lang andauernde Apnoe zu erzeugen. Man muss dies Verhalten wohl dahin deuten, dass die Einwirkung von Chloroform und Äther eine anhaltende Veränderung der Erregbarkeit des Athemcentrums hinterlässt.

Ich würde nun die Versuchsresultate nach der Chloroforminjection in das Herz während des Herzstillstandes sofort als beweisend für die Annahme ansehen, dass das Chloroform lediglich als ein zu rascher Erschöpfung führender Reiz auf das Athemcentrum wirkt, wenn es nicht unseren Anschauungen über die Art wie ein starker Reiz auf das Athemcentrum sich ausprägt widerspräche, anzunehmen, dass eine geringe Anzahl beschleunigter und rasch sich verflachender Athemzüge Ausdruck einer Erregung des Athemcentrums sein können, die so intensiv ist, dass sie zu einer Erschöpfung desselben führt. Man kann freilich gegen die letztere Einwendung wieder geltend machen, dass unsere Erfahrungen über die Unmöglichkeit, während des apnoischen Zustandes des Athemcentrums dasselbe durch reflectorische Erregung zu Thätigkeitsäusserungen zu veranlassen, uns berechtigt, anzunehmen, dass während der apnoischen Beschaffenheit des Blutes auf das Athemcentrum wirkende Reize wohl überhaupt nur sehr schwer Thätigkeitsäusserungen desselben zur Folge haben — dass also selbst das Auftreten von nur wenigen beschleunigten Athemzügen bei apnoischer Beschaffenheit des Blutes schon als Ausdruck einer sehr hochgradigen Erregung des Athemcentrums angesehen werden kann. — Ich ziehe es aber dennoch vor, mich über die eben ventilirte Frage nicht mit Sicherheit auszusprechen, um so mehr da die Möglichkeit vorliegt, dass das Chloroform und der Äther wie manche andere Nervengifte in kleiner Dosis erregend, und in grosser Dosis lähmend auf die Nervencentren einwirken. Falls nun, wie verschiedene Beobachtungen es möglich erscheinen lassen, die Nervencentren die Fähigkeit besitzen, das Chloroform und den Äther, die ihnen im Gefässsystem zugeführt werden, zum grossen Theil zurückzuhalten, und aufzuspeichern, so wird bei jeder Inspiration chloroform- oder ätherhaltiger Luft, mit jeder neuen zum Athemcentrum gelangenden Welle chloroform- oder ätherhaltigen Blutes die auf dieses Centrum einwirkende Dosis jener Substanzen verstärkt werden, und hiedurch in je nach der Menge des gleichzeitig im Blute kreisenden Chloroform oder Äther wechselnden Zeiträumen, die bei der ersten Einwirkung des chloroform- oder ätherhaltigen Blutes bewirkte Erregung des Athemcentrums in den Zustand der Lähmung desselben übergehen. Es würde sich auf diese Weise die eigenthümliche Reihenfolge der Erscheinungen bei der Inhalation jener Substanzen durch eine Trachealfistel eben so gut erklären lassen, wie nach der Erschöpfungstheorie.

Wenn wir aber allen bisherigen Erörterungen zur Folge Äther und Chloroform als ein intensives Gift für das Athemcentrum ansehen müssen, so ist es wohl sehr bemerkenswerth, dass man diese Substanzen unter übrigens ganz gleichen Versuchsbedingungen Kaninchen mit erhaltenen Vagis durch längere Zeit inhaliren lassen kann, ohne dass die specifische Wirkung jener Substanzen auf das Athemcentrum sich bemerkbar macht, während bei Thieren mit durchschnittenen Vagis jene Wirkung sich meistens schon nach wenigen Inspirationen von stark mit Chloroform- oder Ätherdämpfen vermengter Luft deutlich ausprägt, und bei Inhalation von Chloroform zu raschem Erlöschen der Athmung führt. Man könnte einen Erklärungsgrund für diese auffallende, schon im Jahre 1850 von Bouisson bemerkte Erscheinung in der nach der Vagussection beim Kaninchen auftretenden starken Verlangsamung der Athmung suchen, in der Meinung, dass durch die wenn auch vertiefte, doch in noch höherem Grade verlangsamte Athmung der Gaswechsel im Lungenblute nicht mehr so lebhaft vor sich gehe als vor der Vagussection, und hiedurch ein geringer Grad von Dyspnoe bedingt werde, der das Athemcentrum für die Einwirkung jener Substanzen weit empfindlicher macht als unter normalen Verhältnissen. Versuche an Kaninchen mit intacten Vagis, die durch Verschluss der Trachealfistel in den dyspnoischen Zustand versetzt wurden, beweisen aber die Unhaltbarkeit jener Supposition. Lässt man solche dyspnoische Kaninchen plötzlich durch die Trachealfistel stark mit Chloroform- oder Ätherdämpfen vermengte Luft einathmen, so sieht man, so lang die Vagi intact sind, selbst bei längerer Inhalation jener Substanzen keine andere Veränderung der Respiration eintreten, als die durch Reflex bedingte Beschleunigung bei Tiefstand des Zwerchfelles und geringen Athemschwankungen des Brustraumes. Dabei ist der Contrast zwischen den tiefen dyspnoischen Athmungen und den mit dem Augenblick der Chloroform- oder Ätherinhalation eintretenden raschen und unausgiebigen Athmungen bei Tiefstand des Zwerchfalls so gross, dass man gerade in dieser Versuchsanordnung ein treffliches Mittel besitzt, den durch Erregung der Vagusenden in den unteren Luftwegen bei Inhalation von Äther- oder Chloroformdämpfen bedingten Reflex auf die Athmung recht schlagend, gewissermassen im vergrösserten Maasse zu zeigen.

Man wird mithin zur Erklärung des Umstandes, dass bei intacten Vagis die specifischen Wirkungen des Chloroform oder Äther auf das Athemcentrum selbst bei längerer Inhalation jener Substanzen durch eine Trachealfistel nicht zum Vorschein kommen, lediglich auf die durch die Erregung der Vagusenden bedingten Veränderungen der Respirationsbewegung angewiesen sein.

Es ist auch ganz verständlich, dass bei den unter diesen Verhältnissen auftretenden ganz unausgiebigen Athembewegungen so wenig chloroform- oder ätherhaltige Luft eingeathmet wird, dass die von jenen Substanzen in das Blut aufgenommene Menge zu gering ist, um intensiver auf das Athemcentrum zu wirken. Anders gestaltet sich aber die Sachlage, wenn beide Halsvagi durchschnitten sind. Dann fällt nicht nur die reflectorische Verflachung der Athembewegung hinweg, sondern es tritt unter diesen Verhältnissen auch eine bedeutende Vertiefung der Athmung hinzu.

Und so gelangt denn mit den ersten Athemzügen eine so grosse Menge von Chloroform- oder Ätherdämpfen in das Blut, dass sich die Einwirkung desselben auf das Athemcentrum alsbald bemerkbar macht. Ähnlich gestaltet sich der Vorgang, wenn bei nicht durchschnittenen Vagis die Erregbarkeit der Endigungen dieser Nerven, in den unteren Luftwegen, beispielsweise durch vorhergegangene Chloroform- oder Ätherinhalationen, so vermindert ist, dass bei Zufuhr jener Substanzen zu den unteren Luftwegen entweder gar keine oder nur eine kurz andauernde und minder bedeutende Verflachung der Athmung eintritt. Auch in diesem Falle machen sich die Effecte der Einwirkung jener Substanzen auf das Athemcentrum nach kurzer Zeit bemerkbar (Taf. II, Fig. 5.)

Überblicken wir aber nun die Veränderungen der Respiration, welche eintreten, wenn Chloroform- oder Ätherdämpfe durch die Nase oder durch die unteren Luftwege eingeathmet werden, und wenn sie schliesslich mit dem Lungenblute zu dem Athemcentrum gelangen, so fällt uns sofort der Umstand auf, dass in allen drei Fällen anfangs Veränderungen in der Athembewegung auftreten, welche für die Inhalation jener Dämpfe sehr ungünstig sind. Wirken jene Substanzen auf die Nasenschleimhaut ein, so tritt durch Reflex von den Trigeminusenden aus bedingt exspiratorischer Stillstand der Athmung und krampfhafter Verschluss der Stimmritze auf; bei Einwirkung auf die Schleimhaut der unteren Luftwege beobachten wir wieder eine hochgradige Verflachung der Athmung bei Inspirationsstellung und unter Umständen sogar einen vollständigen inspiratorischen Stillstand der Athmung; und selbst wenn die Einwirkung schon das Athemcentrum direct trifft, so wird die Anfangsphase mit ihren tetanischen Exspirationen und der bedeutenden Verlangsamung der Athmung für die weitere Aufnahme der Chloroform- oder Ätherdämpfe ungünstige Verhältnisse schaffen. Es ist also eine Art von Vertheidigung des Organismus gegen den eindringenden Feind, die wir beobachten. Bei reflectorisch bedingten Thätigkeitsäusserungen ist uns eine solche auf Abwehr einwirkender Reize gerichtete Zweckmässigkeit schon lange bekannt. Hier finden wir diese Zweckmässigkeit in einem Falle, wo der Reiz direct auf das Centralorgan einwirkt.

Zur Ausführung der in der vorliegenden Arbeit besprochenen Versuche hat mir Herr Prof. Hering die Benützung der Hilfsmittel des hiesigen physiologischen Instituts gütigst gestattet, wofür ich ihm hier meinen besten Dank ausspreche.

Erklärung der Abbildungen.

Mit Ausnahme von Fig. 5 auf Tafel II und Fig. 1 a und 1 b auf Tafel III rühren alle abgebildeten Curven von Kaninchen mit natürlicher Respiration her, deren Vagi am Halse durchschnitten waren. Fig. 5 auf Tafel II wurde von einem Kaninchen mit natürlicher Respiration gewonnen, dessen Vagi erhalten waren, aber in Folge vorhergehender Versuche die Erregbarkeit ihrer Enden in der Schleimhaut der unteren Luftwege zum grossen Theile eingebüsst hatten. Fig. 1 a und 1 b auf Tafel III rühren von einem kleinen, vorsichtig durch Opium betäubten Hunde mit natürlicher Respiration her, dessen Vagi am Halse durchschnitten waren.

Bei Fig. 1 a und 1 b auf Tafel III sind ausser den Athembewegungen Herzschlag und Blutdruck durch ein Quecksilbermanometer verzeichnet. Die Curven auf Tafel I und II geben die durch die Respiration bedingten Volumschwankungen der Versuchsthiere wieder. Der ansteigende Theil der Athemwellen fällt mit der Inspiration, der absteigende mit der Exspiration zusammen. Die Verzeichnung erfolgte durch einen Marey'schen Cardiographen, der mit dem im Texte erwähnten Respirationskasten verbunden war. Die Athmungscurven auf Tafel III geben die Druckschwankungen in der Lunge bei der Respiration wieder. Der ansteigende Theil der Athemwellen entspricht hierbei der Exspiration, der absteigende der Inspiration. Der Cardiograph war in diesem Falle mit dem Seitenrohre einer in die Trachea eingeführten T-Canüle verbunden. Auf der Horizontalen unter jeder Curve sind die Schläge eines Metronoms durch einzeln stehende Striche verzeichnet. Die von je zwei hinter einander folgenden einzeln stehenden Strichen begrenzten Abschnitte der Horizontale haben den Werth von Doppelsecunden. Bei Fig. 1 a und Fig. 1 b repräsentirt diese Horizontale gleichzeitig die Abscisse der Blutdruckcurve. Die durch eine zweite Horizontale mit einander verbundenen höheren senkrechten Striche zeigen den Zeitpunkt und die Dauer eines experimentellen Eingriffes an.

Tafel I.

Fig. 1 und 2 geben die Veränderungen in den Athembewegungen bei Einwirkung von Chloroform auf das Athemcentrum wieder. Das Ende von Fig. 1 a, beziehungsweise von Fig. 2 a, ist unmittelbar an den Anfang von Fig. 1 b, beziehungsweise Fig. 2 b anzuschliessen. Bei Fig. 1 ist in dem Stadium der Verlangsamung der Athmung nur eine Verlängerung der **inspiratorischen Phase** der einzelnen Athembewegungen wahrnehmbar. Bei Fig. 2 sind aber ausserdem der den Beginn der Chloroformwirkung signalisirende **Exspirationstetanus** und die später folgenden **krampfhaften Exspirationen** ausgeprägt. Die tiefe Stellung, welche der Stift des Cardiographen während des Exspirationstetanus und während der krampfhaften Exspirationen einnimmt, erweist den activen Charakter jener Exspirationsbewegungen. Der auf der Horizontalen verzeichnete Eingriff bedeutet Einathmen von Chloroformdämpfen durch eine Trachealfistel.

Tafel II.

Fig. 1, 2 und 3 geben gleichfalls die Veränderungen der Athembewegungen bei Einwirkung von **Chloroform** auf das Athemcentrum wieder. Bei Fig. 1 und 3 erscheint der active Charakter einzelner krampfhafter Exspirationen besonders kräftig ausgeprägt. Fig. 2 gibt ein Bild des raschen, sprungweisen Erlöschens der Athmung bei verlangsamtem Athmen. Bei Fig. 4 a und 4 b sind die Veränderungen der Athembewegung bei Einwirkung von **Äther** auf das Athemcentrum verzeichnet. Zwischen 4 a und 4 b hat das Versuchsthier durch 10 Minuten fortwährend Ätherdämpfe geathmet. Die Abflachung der Athembewegung erweist sich trotzdem als eine sehr mässige. Bei Fig. 5 ist der Übergang der Reflexwirkung in die Wirkung auf das Athemcentrum bei Einathmung von **Chloroformdämpfen** durch eine Trachealfistel wiedergegeben. Die reflectorische Verflachung der Athmung bei Tiefstand des Zwerchfells ist in diesem Falle gering und kurzdauernd. Bald nach Eintritt tieferer Athemzüge macht sich die Wirkung auf das Athemcentrum bemerkbar. — Der auf der Horizontalen verzeichnete Eingriff bedeutet Einathmen von Chloroform-, beziehungsweise Ätherdämpfen durch eine Trachealfistel.

Tafel III.

Auf Fig. 1 a ist bei B die Blutcurve und bei A die Athmungscurve verzeichnet. Der Eingriff V bestand in Reizung des rechten Halsvagus durch den inducirten Strom. Die während dem auf der Blutcurve zwischen x und y auftretenden Elevationen sind nicht durch Herzschläge, sondern durch die Athembewegungen des Versuchsthieres bedingt, die während der Vagusreizung sehr vertieft sind. Erst bei y beginnt das Herz wieder zu schlagen. Zwischen α und α' ist das Versuchsthier vollständig apnoisch. Fig. 1 b wurde von demselben Versuchsthiere, wie Fig. 1 a gewonnen. Zwischen der Verzeichnung von Fig. 1 a und jener von Fig. 1 b war ein Zeitraum von beiläufig einer Minute verstrichen. Die Bedeutung der Buchstaben B, A, V, x und y bei Fig. 1 b ist dieselbe, wie auf Fig. 1 a. Auch hier beginnt das Herz erst bei y zu schlagen. Bei C wurde $1/3$ Cc. Chloroform durch eine Jugularis in

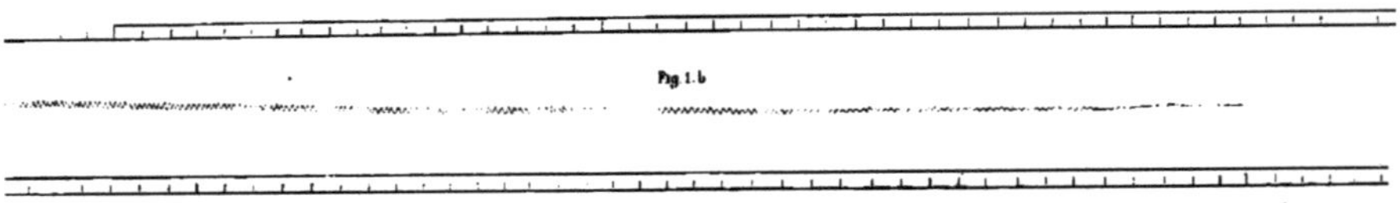

Fig. 1. b

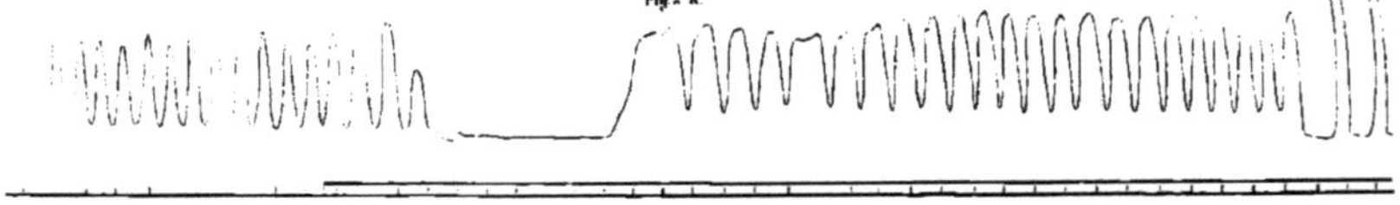

Fig. 2. a.

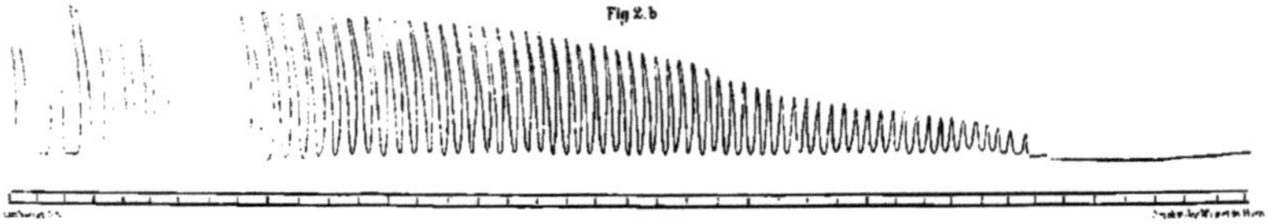

Fig. 2. b

Sitzungsb. der kais. Akad. d.W. math. naturw. Cl. LXXIV. Bd. III. Abth. 1876.

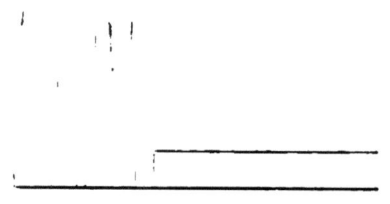

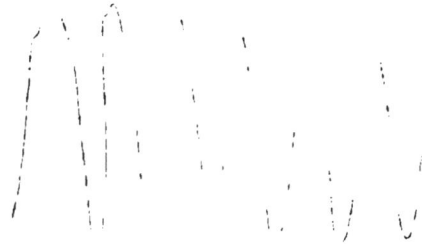

Fig 3.

Fig. 4 a

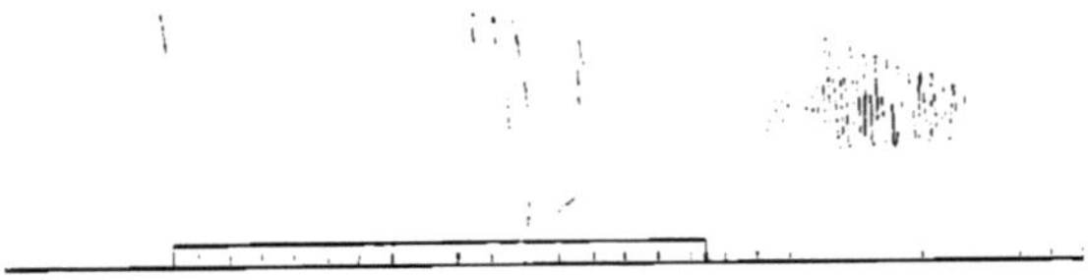

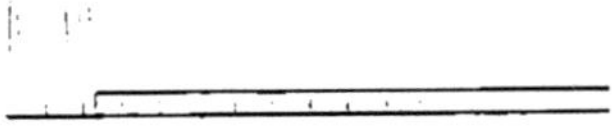

Fig. 2.

Fig. 4 b

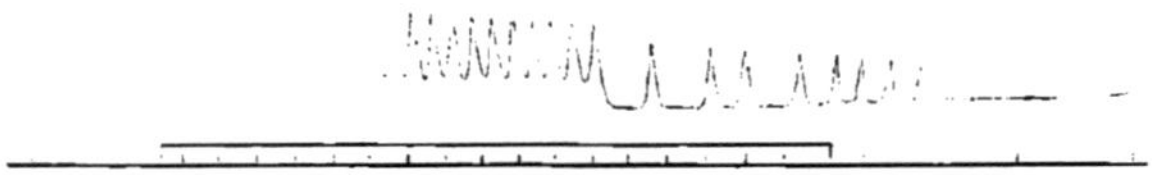

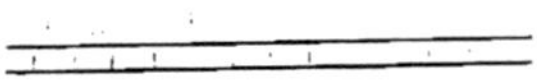

Fig. 1.

Fig. 3

B.

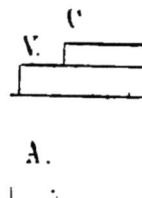

A.

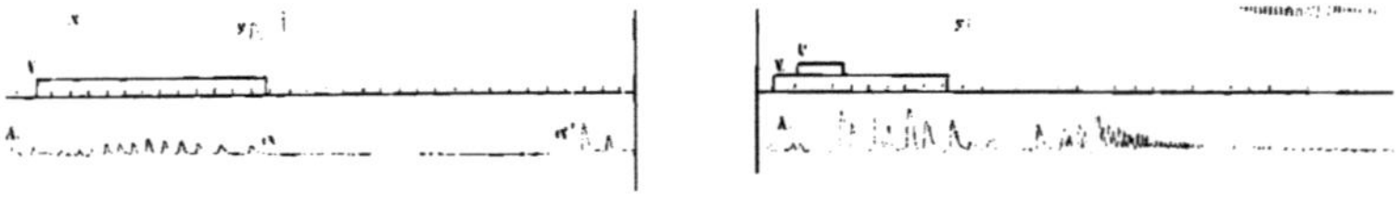

Fig. 2

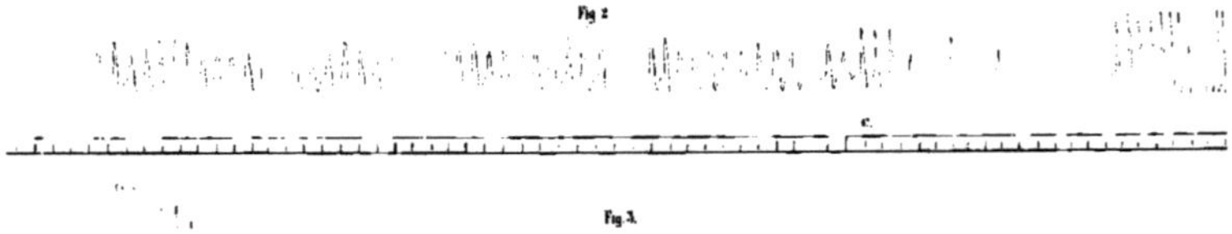

Fig. 3

das Herz injicirt. An Stelle der Apnoe tritt nach Wiedereintritt des Herzschlages unter diesen Umständen eine Anzahl sehr beschleunigter Athembewegungen mit rascher Verflachung und vollständigem Erlöschen der Athmung auf. Fig. 2 und 3 geben die Differenz in der Veränderung der Athembewegung bei Dyspnoe und bei Einwirkung von Chloroform auf das Athemcentrum wieder. *D* bedeutet auf beiden Figuren Dyspnoe, *C* Einathmen von Chloroformdämpfen durch eine Trachealfistel. Bei Fig. 3 wurde die Dyspnoe durch vollständigen, bei Fig. 2 durch unvollständigen Verschluss der Trachealfistel erzielt.

Über die amyloide Degeneration der Leber.

Von Prof. **Heschl** in Wien.

Über die Wirkung von Chloroform und Äther auf Athmung und Blutkreislauf.

Von Prof. Dr. Philipp Knoll.

Zweite Mittheilung.

(Mit 5 Tafeln und 1 Holzschnitt.)

Die zahlreichen Versuche, welche ich anstellte, um die Veränderungen des Herzschlages und des Blutdruckes zu ermitteln, welche das Einathmen von Chloroform- oder Ätherdämpfen oder die Injection dieser Substanzen in das Blutgefässsystem zur Folge haben, wurden fast durchgehends an Kaninchen ausgeführt. Hunde und Katzen wurden nur zu einigen Controllversuchen verwendet, welche dargethan haben, dass die Wirkungen jener Substanzen unter den vorher erwähnten Versuchsbedingungen bei diesen Thieren im Ganzen dieselben sind wie bei den Kaninchen.

Um jeden Reflex von den sensiblen Nerven der oberen Luftwege auf die Kreislaufsorgane auszuschliessen, benützte ich bei den meisten Versuchen eine Modification des von mir früher beschriebenen Apparates zur Verzeichnung der bei der Athmung sich vollziehenden Volumschwankungen kleiner Versuchsthiere.[1]

Dieser Apparat besteht aus dem länglichen horizontal stehenden Kasten *KKKLL*, dessen vordere und untere Fläche *(KKK)* aus Metall gefertigt und fest mit einander verbunden sind, während die Seitenflächen und die obere Fläche Glaswände in Metallfassung *(L)* sind, die mit der metallenen Hinterfläche *(L)* und mit einander zu einem Ganzen vereinigt sind, das in rinnenförmige Vertiefungen an den Seiten der metallenen Flächen

---

[1] Über Reflexe auf die Athmung etc., Sitzungsberichte der Wiener Akademie, III. Abth. Jahrg. 1874, December-Heft, p. 2.

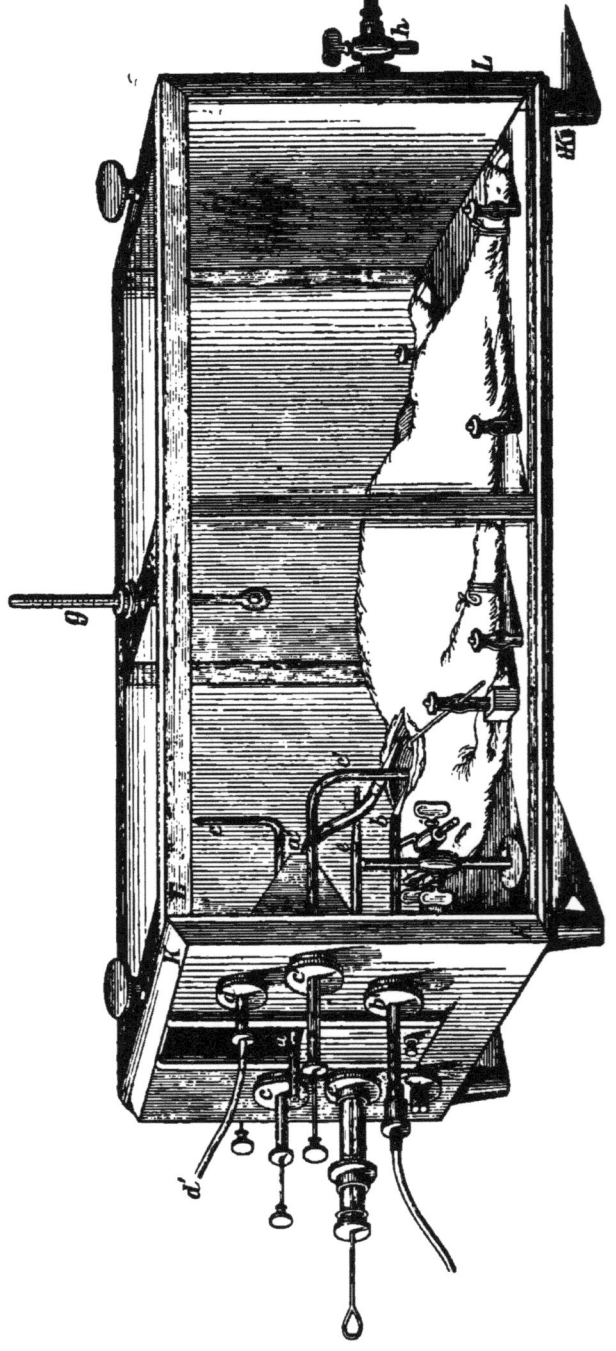

KKK passt. An der Vorderfläche K befinden sich Vorrichtungen zur Zuleitung der Athmungsluft, zur Verzeichnung der Athembewegungen und des Blutdruckes, zur Injection von Flüssigkeiten in das Blutgefässsystem, zur Durchschneidung von Nerven am Halse und zur elektrischen Reizung beliebiger Nerven. Die Zuleitung der Athmungsluft erfolgt durch eine pyramidenförmig in den Innenraum des Kastens vorspringende Ausstülpung der Vorderfläche von 5 Cm. Höhe und 4½ Cm. Seitenlänge der quadratischen Basis. Auf der stumpfen Spitze dieser Pyramide ist ein kurzes Metallrohr von 5 Mm. Durchmesser im Lumen angefügt, welches beim Versuche durch einen kurzen Kautschukschlauch mit der Trachealcanüle in Verbindung gebracht wird. Es ist auf diese Weise eine längere Röhrenleitung von der Trachea zum Luftraum ausserhalb des Kastens vermieden. Die Zuleitung von Gasen oder Dämpfen, deren Wirkung auf das Versuchsthier geprüft werden soll, geschieht entweder durch das lange Rohr a, welches an die stumpfe Spitze der Pyramide angeschraubt wird und eine Verlängerung des mit dem Kautschukschlauche in Verbindung stehenden kurzen Metallrohres bildet, oder dadurch, dass man ein Gefäss mit jenen Gasen oder der verdampfenden Flüssigkeit auf die untere horizontale Fläche der Pyramide stellt. Ein an der Grundfläche der Pyramide angebrachter Schieber gestattet ausserdem den Abschluss des Luftraumes in der Pyramide von der Aussenluft.

Die Verzeichnung der Athembewegungen erfolgt durch einen „tambour enregistreur" von Marey, der durch das Zuleitungsrohr dd' mit dem Luftraum im Innern des Kastens verbunden wird.

Der Blutdruck wird aus der rechten Carotis des Versuchsthieres verzeichnet. Hiezu dient das mit dem Kymographion in Verbindung gebrachte Metallrohr bb', welches nach innen sich in einen mit Canüle armirten Kautschukschlauch fortsetzt.

Die Injection von Flüssigkeiten erfolgt durch die Spritze e, welche durch Kautschukschlauch und Canüle mit einem Blutgefässe am Halse des Versuchsthieres in Verbindung gebracht wird.

Zur Durchschneidung von Halsnerven dienen die Messer cc'. Dieselben bestehen aus rechtwinkelig gebogenen, nach unten zu in einen schneidenden Keil auslaufenden Metallhülsen, in denen ein biegsamer Metalldraht verläuft, der an seinem unteren Ende hakenförmig gekrümmt und ausserhalb des Kastens mit einer Handhabe versehen ist. Über diesen Haken wird der betreffende Nerv möglichst locker gebrückt, damit derselbe bei Bewegungen des Versuchsthieres nicht stärker gezerrt oder gar zerrissen werde. Durch Anziehen des Drahtes mittelst der Handhabe kann dann der Nerv an die Schneide an der Hülse angedrückt und durchtrennt werden.

Die Zuleitung elektrischer Ströme geschieht durch die Schraubenklemmen f, welche mit den gebräuchlichen Vorrichtungen zur Reizung von Nerven in Verbindung gebracht werden können.

Ausserdem ist noch an der oberen Fläche bei g ein Thermometer zur Bestimmung der Temperatur im Innern des Kastens angebracht, und an der Hinterfläche L bei h ein kurzes Metallrohr mit Hahn, um die Spannungszunahme der eingeschlossenen Luft, welche anfangs durch die Erwärmung der Luft im Kasten von Seite des Versuchsthieres herbeigeführt wird, auszugleichen.

Natürlich sind alle Röhren und Zuleitungsvorrichtungen luftdicht in die Wände des Kastens eingefügt.

Das Versuchsthier wird auf einem passend abgeänderten Czermak'schen Kaninchenhalter fixirt und nach Ausführung der nöthigen Voroperationen sammt diesem auf die untere Fläche des Kastens gelegt. Hierauf wird die Verbindung der Trachealcanüle, der Blutgefässe und der Nerven mit den betreffenden Vorrichtungen hergestellt und der Kasten durch Einkitten mit Töpferthon, der um das Austrocknen zu verhüten mit Glycerin angemacht ist, in den rinnenförmigen Vertiefungen luftdicht verschlossen.

Die ganze Einrichtung ermöglicht die Verzeichnung der durch die Athembewegungen des Versuchsthieres bedingten Volumschwankungen bei gleichzeitiger Verzeichnung des Blutdruckes und Herzschlages, sowie das Studium der Modificationen von Athmung, Blutdruck und Herzschlag bei Einathmung verschiedener Gase und Dämpfe, bei Durchschneidung von Halsnerven, bei Nervenreizung und bei Injection von Flüssigkeiten in das Gefässsystem.

Die Vorzüge dieser Art die Athmung zu registriren und die Möglichkeit bei dieser Versuchsanordnung alle Reflexe von den oberen Luftwegen bei Zuleitung von Gasen oder Dämpfen zu den unteren Luftwegen auszuschliessen, habe ich bei früheren Mittheilungen schon ausreichend betont. Hier will ich nur noch hervorheben, dass der beschriebene Apparat[1] sich auch eignen dürfte, die Veränderungen in der Athmung und im Blutkreislauf bei Einwirkung hoher oder niederer Aussentemperaturen und verdünnter oder verdichteter Luft auf die Körperoberfläche des Versuchsthieres, sowie die im Gefolge einzelner Eingriffe eintretenden bedeutenderen Veränderungen der Wärmeabgabe der Versuchsthiere zu studiren.

Nach diesen Vorbemerkungen über die in der weitaus grössten Zahl der Versuche eingehaltene Versuchsanordnung will ich nun zur Mittheilung der Versuchsresultate selbst schreiten.

§. 1. Erscheinungen an der Blutdruckcurve bei Inhalation von Chloroform oder Äther durch eine Tracheal-Fistel bei unverletzten Nervis vagis.

Bei Fortsetzung früher[2] begonnener Beobachtungen über den Einfluss von Chloroform- oder Ätherinhalationen auf den Blutkreislauf drängte sich mir vor Allem die Frage auf: ob von den unteren Luftwegen aus bei jenen Inhalationen in ähnlicher Weise ein Reflex auf das Herz und die Blutgefässe ausgelöst wird, wie von der Nasenschleimhaut?

Die mit Bezug hierauf vorgenommenen Versuche ergaben nun, dass wohl bei Inhalation von Chloroform- oder Ätherdämpfen durch eine Tracheal-Fistel eine in der Regel mit einer Veränderung des Herzschlages einhergehende Senkung der Druckcurve eintritt dass diese Erscheinung aber, und zwar zum Theile noch in wesentlich erhöhtem Maasse, auch nach Durchschneidung der Vagi am Halse zu beobachten ist, dass es sich also dabei nicht um einen von den sensiblen Lungennerven ausgelösten Reflex handelt.

Die Drucksenkung ist bei Inhalation bei intacten Vagis gewöhnlich sehr mässig (Taf. I, Fig. 1, 2, 5, 6), kann aber auch

---

[1] Herr Mechaniker Rothe (hier) liefert derlei Apparate um den Preis von 150 fl. ö. W.
[2] Sitzb. d. Wiener Akad., Jahrg. 1872, III. Abth., Juli-Heft.

bis zu 50 Mm. Quecksilber betragen. Die Senkung fällt im Allgemeinen bei längerer Inhalation stärker aus, als bei kurzer. Bei Inhalation von Äther ist die Senkung gewöhnlich weit geringer als bei Chloroforminhalation. Ausnahmsweise kommen aber auch bei Ätherinhalation Drucksenkungen von 40 Mm. Quecksilber zur Beobachtung.

Die Drucksenkung erfolgt bald mehr allmählig, bald ziemlich steil. Sie beginnt gewöhnlich einige Secunden nach Beginn der Chloroform- oder Ätherinhalation und dauert meist noch einige Secunden nach Beendigung derselben an. Zuweilen wird der tiefste Punkt der Drucksenkung erst nach der Inhalation erreicht.

Das Wiederansteigen der Druckcurve ist stets ein allmähliges. In ganz vereinzelten Fällen erhebt sich dabei die Druckcurve etwas über die frühere Höhe. Diese secundäre Steigerung tritt aber so selten auf und ist so geringfügig, dass man sie als ein zufälliges Ereigniss betrachten muss.

Dass die Drucksenkung nicht lediglich als eine Folge des durch die Chloroform- oder Ätherinhalationen bei intacten Vagis bedingten Reflexes auf die Athmung zu betrachten ist,[1] bei dem eine starke Erweiterung des Thorax eintritt, geht daraus hervor, dass dieselbe auch bei Einblasungen jener Substanzen an durch Curare gelähmten Thieren beobachtet wird. Sie ist unter diesen Umständen sogar weit intensiver als bei den insufficienten Inspirationen bei Tiefstand des Zwerchfelles, welche jenen Reflex auf die Athmung charakterisiren.

Dass eine Erschlaffung der Blutgefässe an dem Zustandekommen derselben betheiligt ist, wird dadurch wahrscheinlich, dass dieselbe auch dann auftritt, wenn die Zahl und die Intensität der auf der Druckcurve verzeichneten Herzschläge durchaus keine Veränderung erkennen lässt (Taf. I, Fig. 1).

Das Verhalten des Herzschlages während der Drucksenkung ist bei den einzelnen Versuchen sehr wechselnd. In manchen Fällen ist, wie eben angegeben worden, keinerlei Veränderung desselben zu bemerken. In der Mehrzahl der Fälle aber ist eine

---

[1] Vergleiche: Hering. Über eine reflectorische Beziehung zwischen Lunge und Herz. Sitzb. d. k. Akad. der Wissensch., Bd. 64, October-Heft.

im Verlauf der Senkung allmählig anwachsende Verlangsamung des Herzschlages zu beobachten, die nur ausnahmsweise eine beträchtliche ist, meist erst bei der neuerlichen Erhebung der Druckcurve ebenso allmählig verschwindet, manchmal aber auch noch auf der Tiefe der Senkung sich ausgleicht. Die den Herzschlag verzeichnenden Wellen auf der Druckcurve sind in der Regel während der Dauer der Verlangsamung etwas erhöht (Taf. I, Fig. 2), niemals verkleinert, manchmal aber in Bezug auf ihre Höhe unverändert.

Bei Inhalation von Chloroform ist ziemlich häufig, und zwar auch bei Thieren an denen die prompte Reaction der sensiblen Lungennerven in dem Reflex auf die Athmung sich vortrefflich ausprägt, eine Beschleunigung des Herzschlages während der Dauer der Drucksenkung zu sehen. Diese Beschleunigung beginnt dann in der Regel gleich bei Eintritt der Drucksenkung mit voller Intensität und beträgt bis zu einem Schlag in der Secunde. Bei Beschleunigung des Herzschlages sind die von demselben herrührenden Wellen auf der Druckcurve immer deutlich verkleinert (Taf. I, Fig. 6).

In einzelnen Fällen sind die vom Herzschlage herrührenden Wellen auf der Druckcurve während der Drucksenkung verkleinert oder vergrössert ohne dass der Herzschlag seine Frequenz geändert hat.

In noch selteneren Fällen tritt im Verlauf der Drucksenkung Arhythmie des Herzschlages auf (Taf. I, Fig. 5). Das unvermittelte Auftreten des veränderten Rhythmus und die Höhe der Wellen bei arhythmischem Herzschlag unterscheiden diese Curven von jenen mit beträchtlicherer regelmässiger Verlangsamung des Herzschlages.

Bei Inhalation von Äther bei intacten Vagis habe ich niemals die soeben beschriebene Beschleunigung des Herzschlages oder Arhythmie, sondern nur Verlangsamung beobachten können.

Frägt man sich nun, wodurch die bei Inhalation von Äther oder Chloroform an Thieren mit intacten Vagis zu beobachtenden Veränderungen des Herzschlages bedingt sein können, so ergeben sich folgende Möglichkeiten: Einfluss der abgeänderten Athembewegungen, Einfluss der Erschlaffung der Blutgefässe, reflectorische oder directe Wirkung des Chloroform auf die Nerven durch welche das Gehirn den Herzschlag regulirt, und directe Wirkung auf das Herz.

1. Dass der zu einer mehr oder weniger beträchtlichen Erweiterung des Thorax führende Reflex auf die Athmung bei Inhalation jener Substanzen die Herzthätigkeit verändern kann, geht aus den früher erwähnten Versuchen von Hering hervor. Allein bei diesen Versuchen ergab sich eine reflectorische Herabsetzung des *Vagustonus* und eine consecutive Beschleunigung des Herzschlages als Regel. Nur ausnahmsweise trat eine Verlangsamung des Herzschlages bei mässiger Aufblasung der Lungen auf. In unseren Fällen sehen wir jedoch umgekehrt die Verlangsamung überwiegen. Ausserdem aber treten Verlangsamung und Beschleunigung, sowie Arhythmie auch dann auf, wenn einem durch Curare gelähmten, künstlich ventilirten Thiere mit intacten Vagis ohne Änderung im Rhythmus oder der Intensität der Ventilation Chloroform eingeblasen wird.

2. Dass bedeutendes Sinken des arteriellen Mitteldruckes, durch Erschlaffung der Gefässwände bedingt, einen wesentlichen Einfluss auf die Schlagfolge des von dem Gehirne aus innervirten Herzens auszuüben vermag, ist eine allen Vivisectoren gelegentlich aufgestossene Thatsache. Es handelt sich dabei aber immer um sehr beträchtliche Druckvariationen und das Resultat ist ein constantes, nämlich Verlangsamung des Herzschlages. Wir können unsere Versuche mit ihren wechselnden, in der Regel bei Beginn der Senkung schon deutlich sich ausprägenden Erscheinungen hiermit durchaus nicht in eine Parallele bringen.

3. Dagegen dass jene Veränderungen des Herzschlages durch eine reflectorisch von den sensiblen Lungennerven ausgelöste oder eine direct durch das Chloroform bedingte Erregung oder Lähmung der den Herzschlag regulirenden Hirn- oder Rückenmarksnerven bedingt seien, spricht neben dem ausserordentlichen Wechsel der Erscheinungen der Umstand, dass Verlangsamung und Beschleunigung und Arhythmie auch nach Durchschneidung der *Vagi*, sowie bei Thieren zur Beobachtung gelangen, bei denen in Folge einer ausgeführten Verschliessung des *Truncus brachio-cephalicus* und der linken Carotis und *Subclavia* das inhalirte Chloroform höchstens auf dem Wege vor-

handener arterieller Anastomosen in minimaler Menge zum Gehirn oder dem Halsmarke gelangen kann.

4. Es erübrigt also nur, jene Veränderungen des Herzschlages durch eine directe Wirkung des in das Blut gelangten Chloroform oder Äther auf das Herz zu erklären. Dass Chloroform und Äther als intensives Gift auf das Herz wirken, werde ich später noch eingehender darlegen. Bei der augenblicklich in Frage stehenden Versuchsanordnung handelt es sich in Folge des Reflexes auf die Athmung und die hiedurch bedingten insufficienten Inspirationen immer nur um die allmälige Aufnahme von sehr kleinen Mengen jenes Giftes in das Blut, dessen Wirkung sich denn auch nicht in einer jähen Unterdrückung, sondern nur in einer vorübergehenden Abänderung der Thätigkeit des Herzens ausspricht. Warum sich aber diese Wirkung bei Inhalation von Chloroform bald in einer Verlangsamung, bald in einer Beschleunigung, bald wieder in Arhythmie des Herzschlages äussert, vermag ich allerdings nicht zu erklären.

Hervorheben will ich noch, dass schon die ausserordentliche Verkleinerung der vom Herzschlage herrührenden Wellen auf der Blutdruckcurve, welche bei Chloroforminhalation zuweilen zu beobachten ist, sehr dafür spricht, dass diese Substanz die Propulsivkraft des Herzens abschwächt.

Die trotz der Drucksenkung manchmal auftretende Arhythmie des Herzschlages betrachte ich als einen weiteren Beweis hiefür, da aus Heidenhain's und meinen Untersuchungen hervorgeht, dass der Herzschlag arhythmisch wird, wenn ein Missverhältniss zwischen Herzarbeit und Kreislaufswiderständen eintritt.

§. 2. Erscheinungen an der Blutdruckcurve bei Inhalation von Chloroform oder Äther durch eine Tracheal-Fistel bei Thieren mit durchschnittenen Nervis vagis.

Ich habe bereits im vorhergehenden Capitel angeführt, dass bei Versuchsthieren, denen man die *Vagi* am Halse durchschnitten hat, bei Inhalation von Chloroform durch eine Trachealfistel im Allgemeinen dieselben Veränderungen an der Blutdruckcurve zu beobachten sind, wie bei Thieren mit intacten Vagis.

Der Wegfall des Reflexes auf die Athmung mit seinen insufficienten Inspirationen und die Vertiefung der Respiration nach Vernichtung des *Vagustonus* machen es auch sofort erklärlich, dass wegen rascher Aufnahme von grösseren Mengen von Chloroform jene Erscheinungen bei dieser Versuchsanordnung im Allgemeinen weit stürmischer auftreten und einen viel höheren Grad erreichen, als in den früher beschriebenen Fällen. Das Absinken der Druckcurve erfolgt nun weit steiler und Senkungen der Curve um 80—98 Mm. Quecksilber sind bei frischen Thieren bei Chloroforminhalationen von 15—20 Secunden Dauer die Regel (Taf. I, Fig. 3). Wenn der Versuch schon einigemal wiederholt worden, treten die Erscheinungen allerdings minder intensiv auf. Dagegen ist bei etwas verlängerter Chloroforminhalation bei frischen Thieren mit durchschnittenen Vagis der Fortbestand der Circulation geradezu gefährdet; der Schwimmer des Quecksilbermanometers sinkt dann bis auf wenige Millimeter über den Nullpunkt der Abscisse und verzeichnet die schon vorher nur undeutlich auf der Druckcurve markirten Herzschläge gar nicht mehr (Taf. IV, Fig. 3.)

Ich habe in meiner ersten Mittheilung[1] über die Wirkung von Chloroform auf Athmung und Blutkreislauf ausführlicher dargelegt, dass die Respiration unter diesen Versuchsbedingungen rasch erlischt. In manchen Fällen erlischt nun gleichzeitig mit oder sogar noch vor der Respiration die Circulation, in der Mehrzahl der Fälle aber überdauert letztere, allerdings sehr geschwächt, die erstere um eine bis mehrere Minuten. Bei rasch eingeleiteter künstlicher Ventilation erfolgt dann in vielen Fällen eine vollständige Wiederherstellung der Circulation und später auch ein Wiedererwachen der Athembewegungen. Öfter aber ist man auch bei sofortiger und ausgiebiger künstlicher Ventilation nicht im Stande, einen ausreichenden Blutkreislauf oder gar die Athembewegungen wieder hervorzurufen.[2]

---

[1] Sitzb. d. Akad. d. Wissensch., Bd. 74, October-Heft, p. 21 ff.

[2] Krishaber dagegen behauptet, dass Kaninchen, denen man die Vagi vorher durchschnitten, viel später bei der Chloroforminhalation zu Grunde gehen als unversehrte Thiere (Archives de physiologie normale et pathologique. Tome II. 1869, p. 542). Ich kann diesen scheinbaren Wider-

Die Verkleinerung, ja das gänzliche Verschwinden der vom Herzschlage herrührenden Wellen auf der Druckcurve und das Absinken letzterer bis nahe auf den Nullpunkt der Abscisse lassen gar keinen Zweifel darüber, dass die Chloroforminhalation bei dieser Versuchsanordnung die Herzthätigkeit auf das äusserste abzuschwächen, ja zu vernichten vermag.

Zum Überfluss kann man sich noch durch rasches Eröffnen des Thorax und directe Beobachtung des Herzens in solchen Fällen, wo ohne oder trotz Einleitung der künstlichen Ventilation keine Zeichen sufficienter Herzthätigkeit an der Druckcurve mehr zu bemerken sind, durch den Augenschein davon überzeugen, dass der geregelte Herzschlag erloschen ist. Die verschiedenen Bewegungserscheinungen näher zu beschreiben, welche meistens auch unter diesen Verhältnissen noch am Herzen zu beobachten sind, bleibe dem nächsten Capitel vorbehalten.

Es ist begreiflicherweise nicht möglich, aus einer auch noch so bedeutenden Senkung der Druckcurve, die durch ein Gitt bewirkt wird, welches die Herzthätigkeit so abschwächt wie das Chloroform, ohneweiters auf eine eingetretene Gefässerschlaffung zu schliessen. Bedenken wir aber, dass bei der im vorigen Capitel besprochenen schwächeren Chloroformwirkung zu constatiren war, dass, aller Wahrscheinlichkeit nach, eine Gefässerschlaffung an der eintretenden Drucksenkung betheiligt ist, und ziehen wir weiter in Erwägung, dass auch bei Thieren mit durchschnittenen Halsvagis kurze Chloroforminhalation, namentlich wenn vorher schon öfter Chloroform zugeführt wurde, eine bedeutende Drucksenkung herbeizuführen vermag ohne dass an der Druckcurve eine Änderung der Frequenz oder der Intensität der Herzschläge zu erkennen ist (Taf. I, Fig. 4), so werden wir annehmen müssen, dass die Drucksenkungen auch bei dieser Versuchsanordnung zum Theil durch Gefässerschlaffung bedingt sind.

---

spruch zu der in so vielen Fällen von mir constatirten Beobachtung nur dadurch erklären, dass Krishaber bei seinen Versuchen keine Trachealfistel angelegt hat, und dann die auf die Vagusdurchschneidung (Recurrenslähmung) folgende Verengerung der Stimmritze die Chloroformzufuhr zu den Lungen sehr behindert hat.

Im Anschlusse hieran will ich noch auf die Beobachtung hinweisen, dass bei curarisirten Thieren bei denen die Traube-Hering'schen Wellen auf der Druckcurve deutlich ausgeprägt sind, dieselben selbst bei sehr mässiger, durch Chloroformeinblasung bewirkter Drucksenkung während der Senkung verschwinden und nach dem Wiederansteigen der Druckcurve wieder auftreten. (Taf. V, Fig. 2.)

Bekanntlich hat Hering[1] den Nachweis geführt, dass diese Wellen durch die rhythmische Thätigkeit des respiratorischen Nervencentrums bedingt sind. Da nun, wie Mayer[2] ausführlich darlegt, „alle Beobachtungen darauf hinweisen, dass die erwähnten Schwankungen nur dann auftreten, wenn das cerebrale vasomotorische Centrum functionsfähig ist, und wenn dasselbe in unversehrtem Zusammenhang mit den nach der Peripherie leitenden Bahnen steht", so läge es an und für sich nahe, aus dem Verschwinden jener Schwankungen auf einen Nachlass des Tonus der Vasoconstrictoren zu schliessen. Nachdem aber das Chloroform, wie ich in meiner ersten Mittheilung über den Einfluss des Chloroform auf die Athmung (l. c. p. 21 ff.) gezeigt habe, als intensives Gift auf das Athemcentrum wirkt, so lässt sich nicht feststellen, wie viel bei dem vorübergehenden Verschwinden dieser Wellen auf Rechnung der Chloroformwirkung auf das Athemcentrum und wie viel etwa auf Rechnung der Wirkung auf die Vasoconstrictoren kommt.

Ich brauche wohl kaum noch besonders hervorzuheben, dass ich mich an curarisirten, künstlich ventilirten Thieren durch Einblasung von Chloroform überzeugt habe, dass die geschilderten Erscheinungen an der Blutdruckcurve unabhängig sind von gleichzeitigen Veränderungen der Athembewegungen.

Das Wiederansteigen der Druckcurve nach der Senkung erfolgt in der Regel ziemlich langsam. Der Herzschlag wird dabei, wenn er auf der Tiefe der Senkung unkenntlich war, immer deutlicher und deutlicher ausgeprägt und kehrt, wenn

---

[1] Über Athembewegungen des Gefässsystems, Sitzb. d. k. Akad. d. Wissensch. Bd. 60, II. Abth., Dec.-Heft.

[2] Über spontane Blutdruckschwankungen, ibidem Bd. 74, Oct.-Heft, p. 15.

er während der Senkung verlangsamt oder beschleunigt war, allmählig wieder zu der früheren Frequenz zurück. Nur ausnahmsweise habe ich es beobachtet, dass der während der Senkung beschleunigte Herzschlag während des Wiederansteigens der Druckcurve eine weitere Beschleunigung erfuhr.

Während ich ein Ansteigen der Druckcurve über den ursprünglichen Stand nach der Chloroforminhalation bei Thieren mit unversehrten Vagis nur ausnahmsweise und dann in sehr geringem Maasse erfolgen sah, konnte ich bei Thieren mit durchschnittenen Vagis in der weitaus überwiegenden Zahl von Fällen eine secundäre Steigerung beobachten (Taf. IV, Fig. 3), die zuweilen bis zu 42 Mm. Quecksilber betrug.

Die Intensität dieser secundären Steigerung liess insoferne eine Abhängigkeit von der Intensität der vorhergegangenen Drucksenkung erkennen, als alle Steigerungen von 30 Mm. Quecksilber und darüber auf Drucksenkungen von 80—90 Mm. Quecksilber folgten. Auch diese secundären Steigerungen sind von den Athembewegungen unabhängig, wie Versuche an curarisirten, künstlich ventilirten Thieren lehren.

Für die Erklärung dieser secundären Steigerung scheinen mir hauptsächlich zwei Möglichkeiten in Betracht zu kommen: die eine, dass die wechselnde Fülle der arteriellen Gefässe in den Nervencentren einen Reiz für die Vasoconstrictoren bildet, und die andere, dass es sich um eine directe Reizung der arteriellen Gefässe bei schroffem Wechsel zwischen Blutleere und Blutfülle handelt.[1] Ich bin weit mehr geneigt ersteres anzunehmen, da ich deutliche, wenn auch nicht sehr erhebliche secundäre Steigerungen selbst bei vorhergehenden Drucksenkungen von nur 30—40 Mm. Quecksilber habe eintreten sehen — wobei also höchstens von einem mässigen Wechsel der Blutfülle, nicht aber von einer wirklichen Blutleere der arteriellen Gefässe die Rede sein kann.

---

[1] Der Reiz könnte dabei wieder ein chemischer oder mechanischer sein, und der Vorgang wäre ähnlich wie bei der Lüftung der vorher längere Zeit comprimirten Bauchaorta. Vergl. hiezu meine Abhandlung: Über die Veränderungen des Herzschlages bei reflectorischer Erregung des vasomotorischen Nervensystemes. Sitzb. d. k. Akad. d. Wissensch. Bd. 66, III. Abth., Juli-Heft, p. 15, Anmerkung.

Wenn schon bei Thieren mit intacten Vagis die Erscheinungen an der Blutdruckcurve bei der Inhalation von Äther weit weniger ausgeprägt sind als bei der Chloroforminhalation, so gilt dies in noch weit höherem Maasse für Thiere mit durchschnittenen Vagis. Ein steiles Absinken des Blutdruckes, ein Verschwinden der vom Herzschlage herrührenden Wellen auf der Druckcurve habe ich bei der Inhalation von Äther nie bemerkt. Der Blutdruck sinkt immer allmälig, die vom Herzschlage herrührenden Wellen auf der Druckcurve werden öfter kleiner, ab und zu ist auch Arhythmie zu beobachten, aber selbst bei einer mehrere Minuten anhaltenden Inhalation, beziehungsweise Einblasung von Äther durch eine Tracheal-Fistel bei Thieren mit durchschnittenen Vagis, habe ich die Circulation wohl etwas abgeschwächt, aber immer noch ganz ausreichend gefunden (Taf. V, Fig. 3). Es steht diese Erfahrung ganz im Einklang mit der in meiner ersten Mittheilung über die Wirkung des Chloroform und Äther auf die Athmung angeführten Beobachtung, dass selbst eine viele Minuten dauernde Ätherinhalation nicht hinreicht, um ein vollständiges Erlöschen der Respiration zu bewirken, während Chloroforminhalation die Athembewegungen rasch vernichtet (l. c. p. 23).

§. 3. **Erscheinungen an der Blutdruckcurve bei Injection von Chloroform oder Äther in das Blutgefässsystem.**

Bezüglich der Versuche, bei denen Äther oder Chloroform in das Blutgefässsystem injicirt wurde, habe ich vor Allem zu bemerken, dass die Wirkung dieselbe blieb, ob die eine oder die andere der beiden Substanzen verwendet wurde. Sowie die Wirkung von Äther und Chloroform auf das Athemcentrum bei Injection in das Blutgefässsystem sich gleich stark erwies (Erste Mittheilung p. 24), so stellte sich auch die Wirkung beider Substanzen auf die Circulation bei der Injection als völlig gleich heraus. Injection von kleinen Mengen der einen wie der anderen Substanz in ein Blutgefäss führten dieselben Erscheinungen an der Blutdruckcurve, eventuell vollständiges Erlöschen des Blutkreislaufes herbei.

Es erweist sich also auch hier, dass der Unterschied in der Wirkung beider Substanzen bei der Inhalation in einer hiebei bestehenden Verschiedenheit in der Aufnahme oder der Wiederausscheidung beider Narkotika begründet sein müsse.

Zur Injection benützte ich in der Regel eine *vena jugularis* oder das gegen das Hirn führende Ende jener Carotis, aus welcher der Blutdruck am Kymographion verzeichnet wurde. Da die Endziele und die Erfolge in beiden Fällen nicht ganz dieselben waren, so müssen auch beide Versuchsreihen abgesondert besprochen werden.

Die Injectionen in die Venen bei spontan athmenden und bei curarisirten, künstlich ventilirten Thieren hatten den Nachweis zu liefern, dass die Erscheinungen die man an der Blutdruckcurve bei der Inhalation von Äther und Chloroform beobachtet durch die Aufnahme dieser Substanzen in's Blut hervorgerufen werden können, und dass b e i d e Substanzen bei Injection in das Blut die Circulation zu vernichten vermögen.

Da beide Narkotika bei Injection in die *ven. jugular.* schon bei Verwendung nur eines halben Cubikcentimeters häufig sofort den Herzschlag vernichten (Taf. II, Fig. 1 u. 2), so muss man sich auf die Einspritzung von einigen Tropfen beschränken, wenn man nur v o r ü b e r g e h e n d e, wenn auch recht starke Effecte erzielen will. Die Veränderungen der Druckcurve stimmen dann in allem Wesentlichen mit den bei der Beschreibung der Inhalationsversuche angegebenen überein (Taf. III, Fig. 2), nur fehlt die secundäre Steigerung, und ferner habe ich hiebei bei Kaninchen niemals eine Beschleunigung des Herzschlages im Verlaufe der Senkung beobachten können. Auf der Tiefe der Senkung fand ich den Herzschlag immer etwas verlangsamt, im Anfangstheile derselben waren bei Thieren mit intacten Vagis sogar häufig anscheinend sehr bedeutend verlangsamte Pulse verzeichnet, die ich wegen des allmäligen Überganges zu den minder verlangsamten Pulsen auf der Tiefe der Welle nicht lediglich für die bekannten arhythmischen vom Quecksilbermanometer schlecht verzeichneten Pulse[1] halten kann.

---

[1] Knoll, Über die Veränderungen des Herzschlages etc. l. c. p. 29.

Eine Erklärung dafür, dass bei Injection von Chloroform und Äther in die Jugularvene immer nur Verlangsamung des Herzschlages und nie Beschleunigung auftritt, vermag ich eben so wenig zu geben, wie dafür, dass bei Inhalation jener Substanzen bald die eine, bald die andere Änderung der Frequenz zu beobachten ist. Das Ausbleiben der secundären Steigerung aber ist wohl dahin zu deuten, dass jene Narkotika bei der intensiver wirkenden Injection den Tonus der Blutgefässe dauernd herabsetzen und darum die supponirte Erregung der Vasomotoren durch die Druckschwankung in den Nervencentren nicht zum Ausdrucke gelangt. Spricht sich doch diese dauernde Verminderung des Tonus der Blutgefässe auch darin aus, dass nach der Injection jener Substanzen der Blutdruck nicht mehr ganz seine frühere Höhe erreicht, ja in manchen Fällen fortan so tief bleibt, wie man dies sonst, bei ausreichend kräftigem Herzschlag, nur bei Lähmung der Vasoconstrictoren sieht (Taf. V, Fig. 1). Und gerade solche Curven, wo bei mässig verlangsamtem aber kräftigem Herzschlag der Blutdruck dauernd auf einer Höhe von 24—30 Mm. Quecksilber bleibt und auch bei längerem Aussetzen der noch vor der Injection eingeleiteten künstlichen Ventilation nicht ansteigt, geben einen weiteren, schlagenden Beweis dafür, dass Chloroform und Äther eine Erschlaffung der Blutgefässe herbeiführen.

Wird durch die Injection dieser Substanzen die Circulation gänzlich vernichtet, so schwinden entweder einige Secunden nach dem Eingriff, und nachdem eine Reihe von unregelmässigen Herzschlägen die Wirkung auf das Herz bereits angezeigt hat, die vom Herzschlag herrührenden Wellen auf der Druckcurve plötzlich (Taf. III, Fig. 3), oder sie erlöschen ganz allmälig, bei steter Verkleinerung und gleichmässig anhaltender Verlangsamung (Taf. IV, Fig. 2). Ich habe die letztere Erscheinung, welche nahezu ein Pendant zu der Art und Weise bildet, wie bei Inhalation von Chloroform bei Thieren mit durchschnittenen Vagis in der Mehrzahl der Fälle die Athmung erlischt (Erste Mittheilung Taf. I, Fig. 1 und 2), vorzugsweise dann beobachtet, wenn durch vorhergehende Versuche mit Chloroform oder Äther der Blutdruck bei dem betreffenden Versuchsthiere bereits dauernd erniedrigt war.

Öffnet man rasch nachdem die vom Herzschlag herrührenden Wellen auf der Druckcurve verschwunden sind den Brustkorb und betrachtet das Herz *in situ*, so findet man in der Regel noch insufficiente Contractionen des ganzen Herzens oder einzelner Theile desselben. Nur zweimal habe ich unter diesen Verhältnissen vollständige Ruhe am Herzen beobachtet, das eine Mal war das Herz dabei ganz erschlafft, das andere Mal befand sich dasselbe im Zustande leichter Contraction, aber ohne dass dabei eine grosse Härte desselben, eine eigentliche Starre, zu bemerken gewesen wäre.

Die Bewegungserscheinungen, die in allen übrigen Fällen zu finden waren, boten wohl in jedem einzelnen Falle kleine Besonderheiten dar, lassen sich aber im Allgemeinen in drei Gruppen eintheilen:

1. Die Vorhöfe pulsiren rasch und ziemlich energisch, auf mehrere Vorhofpulsationen folgt aber immer erst eine Pulsation der Ventrikel, die dann entweder schwach ist und wenig fördert, oder an Energie den Vorhofscontractionen wenig nachsteht. Die Ventrikel sind in der Ruhezeit sehr schlaff, in der Gegend der Scheidewand derselben sind einige Querfalten zu sehen.

2. Der rechte Vorhof und der rechte Ventrikel pulsiren deutlich und gleich oft, der linke Vorhof und die linke Kammer lassen keine deutliche Contraction mehr erkennen. Das Herz ist dabei im Ganzen dilatirt, zeigt Querfalten in der Gegend der Ventrikelscheidewand.

3. Das ganze Herz ist in einer unregelmässigen, zitternden Bewegung, in einem Wogen und Whlen begriffen, wie nach der directen elektrischen Erregung des Säugethierherzens. [1] Auch hiebei ist das Herz im Ganzen dilatirt. Diese Bewegung erlischt nach einiger Zeit, und in einzelnen Fällen treten nun nach kurzer vollständiger Ruhe des Herzens wieder ganz schwache g e r e g e l t e Herzschläge auf.

Es erhebt sich nun die Frage, ob wir in den eben geschilderten Erscheinungen eine Wirkung des Chloroform oder Äther

---

[1] S. Mayer: Über die dirrcte elektr. Reizung des Säugethierherzens Sitzb. d. k. Akad. d. Wissensch. 68. Bd. III. Abth. Juli-Heft.

auf die nervösen oder die musculösen Elemente des Herzens zu erblicken haben.

1. Dass Chloroform und Äther bei der Injection in das Gefässsystem durch Erregung von Hemmungsmechanismen den Herzschlag sistiren, ist dadurch ausgeschlossen, dass in den Fällen, wo der Herzschlag allmälig erlischt, die Verlangsamung immer nur eine ganz mässige ist und an den einzelnen Wellen auf der Druckcurve keine Verlängerung der Diastole zu finden ist. Auch finden sich bei sofortiger Beobachtung des Herzens, dessen regelmässige Thätigkeit vernichtet ist, fast in allen Fällen noch Bewegungserscheinungen, während bei Erregung von Hemmungsmechanismen Stillstand in voller Ruhe und Erschlaffung erwartet werden müsste.

Es war daher unter diesen Verhältnissen ganz unnöthig, die Mitwirkung von Hemmungsmechanismen durch vorhergehende Atropinvergiftung auszuschliessen.

2. Dass die Vernichtung des Herzschlages bei Injection kleiner Mengen von Chloroform und Äther durch Wirkung dieser Substanzen auf die quergestreifte Musculatur des Herzens bedingt ist, kann man darum nicht annehmen, weil die Ventrikelwandungen unter diesen Umständen in der Regel schlaff, ja sogar gefaltet erscheinen, während die Wirkung jener Substanzen auf die quergestreifte Musculatur, wie M. Coze und Kussmaul zunächst für das Chloroform und H. Ranke dann auch für den Äther feststellten, in einer Starre dieser sich äussert. Selbst in dem einen Ausnahmsfalle, wo das Herz nach Vernichtung des Herzschlages nicht schlaff und weit, sondern im Zustande mässiger Contraction gefunden wurde, war eine grosse Härte desselben, wie sie den durch Chloroform zur Starre gebrachten Muskeln eigen ist, nicht zu constatiren. Doch ist es mir sehr wahrscheinlich, dass bei Injection von grösseren Mengen von Chloroform und Äther in das Herz als zur Vernichtung des Herzschlages an und für sich erforderlich ist und als ich zur Erzielung dieses Effectes verwendet, der Herzmuskel der Säugethiere dieselbe Veränderung erleiden wird, wie die Schenkelmusculatur bei Injection dieser Substanzen in eine Schenkelarterie oder wie das Froschherz bei Injection von Chloroform.[1]

---

[1] H. Ranke: Centralbl. f. d. medicin. Wissensch., 1867, Nr. 14.

Auch das in vielen Fällen beobachtete Fortbestehen rhythmischer Contractionen einzelner Theile des Herzens, sowie das in den übrigen Fällen gefundene Wogen und Wühlen sprechen dagegen, dass das Erlöschen des Herzschlages bei Injection geringer Mengen von Chloroform und Äther durch Vernichtung der Contractilität der quergestreiften Muskelfaser bedingt ist.

3. Es erübrigt also nur die Annahme, dass Chloroform und Äther die Ganglien des Herzens lähmen. Und diese Annahme wird in der That gestützt durch unsere Kenntnisse über die Wirkung dieser Substanzen auf das Athemcentrum und einigermassen auch durch die Erfahrungen von Binz[1] und Ranke[2] über die Veränderungen, welche Ganglienzellen oder „Lösung von Nervensubstanz" bei Einwirkung von Chloroform oder Äther erleiden.

Hervorheben will ich an dieser Stelle noch das Eine, dass bei Injection von Chloroform oder Äther in eine Jugularvene spontan athmender Thiere der Herzschlag in der Regel nach oder gleichzeitig mit den Athembewegungen erlischt, dass aber hiebei öfter als bei der Inhalation der Fall zu beobachten ist, dass noch deutliche Athembewegungen verzeichnet werden, während auf der tief abgesunkenen Druckcurve kein unzweifelhafter Herzschlag mehr zu entdecken ist.

In Fällen, wo nach einem vorübergehenden Verschwinden der vom Herzschlag herrührenden Wellen auf der Druckcurve bei allmäligem Wiederansteigen letzterer neuerdings deutliche Herzschläge verzeichnet wurden, war immer starke und länger anhaltende Arhythmie des Herzschlages bei seinem Wiedererwachen auf der Curve ausgeprägt.

Während die Injection von Chloroform oder Äther in eine Jugularvene vor Allem dazu diente, die gleichartige Wirkung beider Substanzen auf das Herz darzuthun, hatte ich bei der Injection in das gegen das Gehirn führende Stück der mit dem Quecksilbermanometer verbundenen Carotis vorzugsweise die Absicht, eine isolirte Einwirkung jener Substanzen auf die vaso-

---

[1] Archiv für experimentelle Pathologie und Pharmakologie Bd. VI., p. 312.
[2] l. c. p. 211.

motorischen Centren zu erzielen. Ich war dabei geleitet von der Erfahrung, dass es bei dieser Versuchsanordnung manchmal gelingt, isolirte Wirkungen der intensivsten Art auf das Athemcentrum herbeizuführen (Erste Mittheilung p. 25). Es lag also nahe, anzunehmen, dass auf diese Weise auch eine intensive Wirkung auf das vasomotorische Nervensystem bei unveränderter Herzthätigkeit zu erzielen sein müsse.

Die Injectionsspritze wurde dabei in der Regel in die *Carotis communis* kurz vor ihrer Theilung eingeführt. Nur in einigen später besonders zu erwähnenden Fällen wurde die Spritze direct in die *Carotis interna* eingebracht. Es ist daher klar, dass in der Mehrzahl der Fälle nur ein unbestimmbarer Bruchtheil des eingespritzten Chloroform wirklich in das Gehirn gelangte, und es mag zum Theil hievon bedingt sein, dass bei dieser Versuchsanordnung oft grosse Mengen von Chloroform oder Äther injicirt werden mussten (bis zu 2 und 3 Cm.), ehe es gelang, intensive Wirkungen auf die Circulation zu erzielen; in manchen Fällen hingegen kam es auch bei dieser Versuchsanordnung bei kleinen Dosen zu starken Senkungen der Blutdruckcurve (Taf. IV, Fig. 1). Leider war dann aber immer gleichzeitig mit der Blutdrucksenkung eine deutliche Veränderung der Herzthätigkeit verknüpft, so dass von einer isolirten Wirkung auf die Vasomotoren nicht die Rede sein konnte, wenn auch in vielen Fällen die Veränderungen des Herzschlages durchaus nicht derart waren, dass sie allein die Intensität der Blutdrucksenkung hätten erklären können.

Ich dachte nun eine isolirte Wirkung des Chloroform oder Äther auf die Vasomotoren dadurch zu erreichen, dass ich diese Substanzen, und zwar in ziemlich grossen Mengen, durch die *Carotis interna* gegen das Gehirn spritzte, während durch gleichzeitige Compression der *Subclavia sinistra* und des *Truncus brachiocephalicus* sowie der oberen Hohlvenen, bei Verbindung der linken *Carotis communis* mit dem Quecksilbermanometer, der Übergang dieser Substanzen in das Herz und in die Blutgefässe der unteren Körperhälfte verhindert war. Allein ich beobachtete hiebei nur ganz unbedeutende Erniedrigungen des Blutdruckes, so lange die angeführten Gefässe verschlossen blieben. Während der Blutdruck in Folge der Compression jener Arterien auf

130—160 Mm. Quecksilber gestiegen war, traten bei anhaltender Compression nach der Chloroforminjection nur ganz allmälig erfolgende Senkungen um höchstens 16—24 Mm. Quecksilber ein — was selbst bei kurz dauernder Compression auch ohne weiteren Eingriff in der Regel zu beobachten ist [1].

Öffnete ich nun, während der arterielle Blutdruck immer noch hoch war, die comprimirten Gefässe wieder und liess das Gehirn neuerdings von Blut durchströmen, so sank der Blutdruck bald rapid, bald mehr allmälig, entweder bis nahezu auf den Nullpunkt der Abscisse, oder wenigstens auf ein sehr niedriges, weit unter dem ursprünglichen liegendes Niveau. Gleichzeitig aber war auf der Druckcurve eine bedeutende Verlangsamung und Abschwächung, ja selbst ein Erlöschen des Herzschlages zu bemerken.

Diese negativen Ergebnisse berechtigen aber noch nicht zu der Annahme, dass das Chloroform nicht auf die vasomotorischen Centren wirke, da bei der mangelnden Blutströmung im Gehirn jede Garantie dafür fehlt, dass das in die *Carotis interna* injicirte Chloroform während der Dauer des Verschlusses sämmtlicher Hirnarterien bis zu jenen Theilen des Gehirnes gelangt, die wir als Sitz der wichtigsten vasomotorischen Centren betrachten müssen. Nur positive Resultate wären bei dieser Versuchsanordnung entscheidend gewesen.

Ebensowenig sind aber zur Entscheidung der Frage, ob Chloroform oder Äther auf die vasomotorischen Centren wirken, die Veränderungen an der Blutdruckcurve zu verwerthen, welche eintreten, wenn das Blut neuerdings in's Gehirn einströmte; denn nun wurden die vorher eingespritzten Substanzen nicht allein dem ganzen Gehirn, sondern auch dem Herzen zugeführt, wie dies an den Veränderungen des Herzschlages zu erkennen war.

Um die erwähnte Frage auf diesem Wege zur Entscheidung zu bringen, wäre es nothwendig gewesen, das Gehirn eines Thieres, dessen sämmtliche Hirnarterien nebst den oberen Hohl-

---

[1] Vergl. S. Mayer: Über die Veränderungen des arteriellen Blutdrucks nach Verschluss sämmtlicher Hirnarterien. Sitzb. d. k. Akad. d. Wissensch. Bd. 73, III. Abth., Februar-Heft p. 5.

venen verschlossen sind, von einem zweiten Thiere her mit stark chloroformhaltigem Blute durchströmen zu lassen. Da ich aber augenblicklich nicht in der Lage war, derartige Versuche durchzuführen, so wählte ich eine andere Methode, mich über das Verhalten der Vasomotoren dem Chloroform und Äther gegenüber aufzuklären. Die Besprechung der betreffenden Versuche bleibe aber vorbehalten, bis ich den Bericht über die Veränderungen der Circulation nach der Injection von Chloroform oder Äther gegen das Gehirn beendet.

Ich habe oben schon hervorgehoben, dass dabei eine Sicherheit über die in das Gehirn gelangte Menge jener Substanzen nicht bestand. Damit mag es wohl zusammenhängen, dass der Effect bei Injection gleich grosser Mengen dieser Narkotika bald ein geringer, bald wieder ein sehr ausgeprägter war. In der Regel bestand dieser Effect in einer Senkung der Blutdruckcurve bei Verlangsamung des Herzschlages und Höherwerden der vom Herzschlage herrührenden Wellen (Taf. III, Fig. 1*a*). In selteneren Fällen war der Herzschlag nicht verlangsamt, aber arhythmisch und die einzelnen Wellen waren erniedrigt. Die Senkung der Druckcurve war bald nur vorübergehend und dann meist von einer secundären Steigerung gefolgt, bald aber wieder, und zwar besonders nach Verwendung grosser Dosen oder wiederholter Injection, eine anhaltende. Nicht selten sank in den letzteren Fällen der Blutdruck bis auf 30—40 Mm. Quecksilber ab und hielt sich lange Zeit bei verlangsamtem und anscheinend sehr kräftigem Herzschlage ganz gleichmässig auf dieser Höhe, ohne dass irgend eine spontane Schwankung des Blutdruckes intercurrirte (Taf. III, Fig. 1*a*, 1*b*). Die Curven glichen dann vollständig den Curven, die man nach Durchschneidung des Halsmarkes nahe an der *Medulla oblongata* erhält. Und auch darin stimmten solche Thiere mit Thieren mit durchschnittenem Halsmarke überein, dass langes Aussetzen der künstlichen Ventilation unmittelbar nur das bekannte unbedeutende Ansteigen und später eine deutliche Senkung der Druckcurve herbeiführte, nie aber eine derartige Erhebung, wie wir sie bei Dyspnöe beobachten, wenn die Vasoconstrictoren erregbar und leitungsfähig sind und die glatte Musculatur der Blutgefässe nicht gelähmt ist (Taf. III, Fig. 1*c*). Und wie in solchen Fällen die Verengerung der arteriellen Blutgefässe bei der Dyspnöe ausbleibt, so vermissen wir in der Regel auch die Zeichen der centralen Vaguserregung durch das dyspnoische Blut. Während des Aussetzens der Ventilation behält der Herzschlag seine frühere Frequenz bis zum Absinken der Druckcurve bei, während man durch elektrische Reizung des peripheren Vagusstumpfes sich unmittelbar nachher davon überzeugen kann, dass die Halsvagi selbst noch erregbar sind (Taf. III, Fig. 1c, 1d), trotzdem auch bei Durchschneidung derselben der doch an und für sich stark verlangsamte Herzschlag keinerlei Beschleunigung erfuhr. Es handelt sich also um eine Vernichtung der Erregbarkeit der Vagusursprünge — wenigstens gegenüber einem solchen Reize, wie ihn die Dyspnöe sonst ausübt. Und wenn ein Analogieschluss hier gestattet ist, so werden wir den Wegfall der Gefässverengerung bei der Dyspnöe auch nicht auf Veränderung in der Erregbarkeit der peripheren Vasoconstrictoren oder der Blutgefässe, sondern der vasomotorischen Centren beziehen müssen. Verstärkt aber wird dieser Analogieschluss dadurch, dass bekanntermaassen auch die Lähmung der Empfindung und willkürlichen Bewegung durch Inhalation von Chloroform und Äther Folge einer Einwirkung auf die Centralorgane des Nervensystemes und nicht auf die peripheren Nerven ist.

Dass es sich aber unter diesen Verhältnissen nicht etwa um den Ausfall der Reaction der Vasomotoren auf die Dyspnöe allein handelt, geht daraus hervor, dass bei Thieren, bei denen der kurzdauernde Verschluss sämmtlicher Hirnarterien vorher stark ausgeprägte Blutdrucksteigerungen erzeugt hatte, dieser Effect ganz ausbleibt, nachdem durch Injection von Chloroform in die Carotis der Blutdruck in der vorher beschriebenen Weise herabgedrückt worden.

Bei nicht curarisirten Thieren beobachtete ich nach der Injection von Chloroform oder Äther in das Gehirn zuweilen Erscheinungen an der Blutdruckcurve, die von den bisher beschriebenen gänzlich verschieden waren. Frische Thiere wurden bei diesem Eingriff zuweilen sehr unruhig, verfielen wohl auch in mehr oder weniger ausgeprägte Streckkrämpfe, und dabei war dann kein Sinken, sondern eine manchmal recht beträchtliche und anhaltende Steigerung des Blutdruckes zu beobachten.

Ausserdem sah ich in zwei Fällen bei nicht curarisirten Thieren, bei denen vorhergegangene Chloroforminjectionen gegen das Gehirn den Blutdruck dauernd sehr erniedrigt hatten, bei Wiederholung desselben Eingriffes, begleitet von leichten Streckkrämpfen des Versuchsthieres, rasch vorübergehende, aber colossale Steigerungen des Blutdruckes auftreten (Taf. II, Fig. 3).

Ich vermag durchaus keine Erklärung für dieses abweichende Verhalten in einzelnen Fällen anzugeben.

Bei der Injection von destillirtem Wasser gegen das Gehirn wurden die Versuchsthiere wohl auch zuweilen sehr unruhig — an der Blutdruckcurve waren dabei aber nur rasch vorübergehende, ganz unbedeutende Veränderungen zu bemerken. Ich konnte ferner durch Injection von Strychnin in eine Vene bei Thieren, deren Blutdruck durch Injection von Chloroform oder Äther gegen das Gehirn in der vorherbeschriebenen Weise dauernd herabgedrückt worden war, sehr ausgeprägte Streckkrämpfe hervorrufen — das gleichzeitig zu beobachtende Ansteigen des Blutdruckes war aber ganz unbedeutend im Vergleiche zu der vorhererwähnten, durch die Fig. 3 auf Taf. II anschaulich gemachten Erscheinung. Ich muss mich also vorläufig lediglich auf die Verzeichnung dieser Ausnahmsfälle beschränken.

Um die nach der Injection von Chloroform oder Äther gegen das Gehirn an der Blutdruckcurve zu bemerkenden Erscheinungen vollständig zu registriren, erübrigt noch die Mittheilung, dass in solchen Fällen, wo durch jenen Eingriff der Blutdruck dauernd sehr erniedrigt wurde, bei sehr frequentem Rhythmus der künstlichen Ventilation die von S. Mayer[1] beschriebenen Erscheinungen der Interferenz zwischen den durch den Herzschlag und den durch die künstliche Ventilation bedingten Schwankungen des Blutdruckes oft sehr schön zur Ausprägung gelangten. Ich verweise zum Beleg hiefür auf die Fig. 3a auf Taf. III, und Fig. 4 auf Taf. V. Dass es sich hier um „Schwankungen durch Interferenz" handelte, ging schon daraus hervor, dass dieselben beim Aussetzen der künstlichen Ventilation verschwanden.

---

[1] Über spontane Blutdruckschwankungen l. c. p. 22 ff.

Aus allen angeführten Versuchen ergibt sich unzweifelhaft, dass Chloroform und Äther, in's Blut aufgenommen, Erschlaffung der Arterien und Abschwächung der Herzaction herbeizuführen vermögen. Die Frage aber, ob die arterielle Paralyse dabei durch Vernichtung des Einflusses der Vasoconstrictoren oder durch directe Einwirkung jener Gifte auf die glatte Musculatur der Arterien bedingt werde, ist auch durch die vorstehend mitgetheilten Experimente noch nicht zur Entscheidung gebracht worden.

Bei Fortsetzung meiner auf diesen Punkt gerichteten Untersuchungen knüpfte ich nun an eine von mir bereits citirte Beobachtung von Scheinesson an (Erste Mittheilung p. 15), derzufolge bei Kaninchen, die bis zum Erlöschen aller Reflexe chloroformirt worden, eine beträchtliche Dilatation der Gefässe beider Ohren eintritt. Ich überzeugte mich nun zuerst von der Richtigkeit dieser Beobachtung an Thieren mit enthaarten Ohren, welche ich Chloroform durch die Nase athmen liess. Unter diesen Verhältnissen trat immer zuerst ein starkes Erblassen des Ohres und eine sichtbare Contraction der in der Mitte des Ohres verlaufenden grösseren Arterie ein, als Ausdruck des bekannten Reflexes auf die Vasoconstrictoren von den Trigeminusendigungen in der Nasenschleimhaut aus. Nach einiger Zeit liess diese krampfhafte Verengerung der arteriellen Ohrgefässe wieder nach, und es trat bei fortdauernder Chloroforminhalation das bekannte Phänomen periodisch wechselnder Verengerung und Erweiterung der Ohrgefässe wieder hervor. Wurde nun die Chloroforminhalation bis zur tiefen Narkose des Versuchsthieres fortgesetzt, so verschwand dieser rhythmische Wechsel in der Blutfülle der Ohren, und es trat eine dauernde Erweiterung der Mittelarterie ein, und aller von ihr abgehenden Zweigchen. Die dauernde Injection der Ohren war unter diesen Umständen intensiver als jene auf der Höhe der rhythmisch eintretenden Dilatation, was sich namentlich an den kleinen arteriellen Zweigchen am Rande des Ohres deutlich aussprach, und es erscheint diese Dilatation der Ohrgefässe um so bemerkenswerther, als das gleichzeitig eingetretene krampfhafte Athmen des Versuchsthieres und die dunkle Färbung des Blutes in der mittleren Ohrarterie anzeigen, dass die Chloroforminhalation bei dem Versuchsthiere Dyspnoë hervorgerufen hat. Unterbricht man nun in diesem Zeitraume die Inhalation und lässt das Thier wieder reine Luft athmen, so bemerkt man zuerst, dass das Blut in dem noch immer hochgradig injicirten Ohr wieder die hellrothe Farbe annimmt, nach einiger Zeit verengen sich dann die Arterien auch wieder, und wenn das Thier vollständig aus der Narkose erwacht ist, bemerkt man in der Regel auch schon wieder den mehr oder weniger lebhaften rhythmischen Wechsel in der Blutfülle der Ohren.

Nachdem diese Beobachtung ausreichend sichergestellt war, wiederholte ich den Versuch an einem Kaninchen, bei dem ich 13 Tage vorher vom *Nerv. sympathicus* und *auricularis* an der einen Körperhälfte ein längeres Stück excidirt hatte. Bekanntlich tritt nach diesem Eingriffe eine sehr bedeutende Erweiterung der Ohrgefässe ein, die sich jedoch nach längerer oder kürzerer Frist wieder wesentlich vermindert, d. h. in einen Zustand dauernder mittlerer Weite der arteriellen Gefässe übergeht. Bei dem von mir benützten Thiere war nach 13 Tagen dieser Zustand dauernder mittlerer Erweiterung der Arterien an dem Ohre, dessen vasomotorische Nerven ich durchschnitten hatte, eingetreten, während an dem anderen Ohre der rhythmische Wechsel der Blutfülle fortbestand, und bei der Dilatation zu einer die dauernde, mässige Injection des Ohres auf der operirten Seite bedeutend übertreffenden Erweiterung der Arterien führte.

Liess ich nun dieses Thier Chloroform durch die Nase inhaliren, so kündigte sich der Reflex von der Nasenschleimhaut auf die Vasoconstrictoren an dem Ohre auf der unverletzten Seite durch Erblassen, an der operirten Seite aber durch stärkere Injection an, welch' letzterer Umstand durch den steigenden Blutdruck bei mangelnder Verengerung der Gefässe an jenem Ohre zu erklären ist. Als es aber dann später, bei tiefer Narkose, zu der beschriebenen dauernden hochgradigen Blutfülle an der unverletzten Seite kam, waren die arteriellen Blutgefässe an dem entnervten Ohre weniger mit Blut gefüllt als bei Versuchsbeginn, und weit enger als zur selben Zeit an dem anderen Ohre, dessen Vasomotoren intact waren.

Spricht nun auch dieses Versuchsergebniss, welches ich an drei in der erwähnten Weise operirten Kaninchen wiederholt in ganz gleicher Weise habe eintreten sehen, sehr dafür, dass die

Erschlaffung der Blutgefässe bei der Aufnahme von Chloroform in's Blut durch Lähmung der Vasoconstrictoren herbeigeführt wird, so ist doch zunächst immer noch der Einwand möglich, dass die Excision der erwähnten Nerven eine veränderte Beschaffenheit der glatten Musculatur in den Gefässen auf der operirten Seite zur Folge haben könne, in welchem Falle das Ausbleiben der Gefässerweiterung auf der operirten Seite eben so gut dadurch bedingt sein könnte, dass das Chloroform eine directe Wirkung auf die veränderte Musculatur nicht zu entfalten vermag, als dadurch, dass der Einfluss auf die Vasoconstrictoren des Ohres in Wegfall gekommen ist.

Controllversuche mit Inhalation von Amylnitrit, welches bekanntermassen durch directe Wirkung auf die glatte Musculatur Gefässerschlaffung herbeiführt[1], haben mich aber belehrt, dass dieser Einwand nicht stichhaltig ist. Liess ich jene drei in der erwähnten Weise operirten Thiere Amylnitrit und Chloroform abwechselnd inhaliren, so trat in dem ersteren Falle eine sehr beträchtliche Erweiterung der arteriellen Gefässe an beiden Ohren, in dem letzteren Falle jedoch eine, übrigens kaum minder erhebliche, nur an dem normal innervirten Ohre ein, während die Arterien auf dem Ohre, wo die Vasomotoren vom Centrum getrennt worden waren, im Zustande mittlerer Weite beharrten.

Ich habe mich ferner durch Versuche davon überzeugt, dass die erwähnte Gefässerweiterung am Kaninchenohre sowohl bei Inhalation von Chloroform als von Amylnitrit auch dann eintritt, wenn beide Substanzen mit Ausschluss jeder directen Einwirkung der Dämpfe auf die Ohren durch eine Trachealfistel zu den Lungen gelangen. Gleichzeitige Blutdruckbestimmungen, an einer Cruralarterie vorgenommen, haben mich ausserdem belehrt, dass bei der Einwirkung beider Substanzen zur Zeit der maximalen Erweiterung der Ohrgefässe der Blutdruck sehr erheblich gesunken ist, dass man also wohl gezwungen ist, die Injection der Ohren als Theilerscheinung einer allgemeinen oder wenigstens

---

[1] S. Mayer und J. J. Friedrich: Über einige physiologische Wirkungen des Amylnitrit. Archiv für experimentelle Pathologie und Pharmakologie. Bd. 5, p. 71.

sehr ausgebreiteten Erschlaffung der Blutgefässe anzusehen. So habe ich, um Beispiele zu geben, bei Chloroforminhalation die dauernde Gefässerweiterung an dem unversehrten Ohre allein beobachtet, als der arterielle Mitteldruck von 69 auf 26, von 60 auf 15 oder von 57 auf 20 Mm. Quecksilber abgesunken war. Bei der Inhalation von Amylnitrit fand ich die maximale Erweiterung an den Gefässen beider Ohren zur Zeit, als der Blutdruck eine Erniedrigung von 61 auf 34, von 61 auf 36 oder von 43 auf 29 Mm. Quecksilber erfahren hatte.

Ich kann daher nach den Ergebnissen der zuletzt angeführten Versuche nicht weiter anstehen, **die Gefässerschlaffung bei der Aufnahme des Chloroform und desgleichwirkenden Äther in das Blut als das Resultat einer Lähmung der Vasoconstrictoren aufzufassen.**

Die Frage aber, ob diese Lähmung die vasomotorischen Centren oder die Leitungsbahnen betrifft, hat sich mir bis jetzt einer experimentellen Prüfung nicht zugänglich erwiesen. Was über das Verhalten der Vaguskerne sowie der Innervationscentren für die quergestreifte Musculatur und jener für Empfindung und Bewusstsein ermittelt ist, spricht jedoch sehr dafür, dass Chloroform und Äther, in erster Reihe wenigstens, die vasomotorischen Centren selbst lähmen.

Bei Ausführung der in dieser Abhandlung besprochenen Versuche habe ich in Folge freundlicher Bewilligung des Herrn Professors Hering die Hilfsmittel des hiesigen physiologischen Institutes benützen können, wofür ich dem hochverehrten Vorstande desselben hier bestens danke.

Erklärung der Abbildungen.

Sämmtliche Curven stammen von Kaninchen welche theils künstlich ventilirt wurden, theils spontan athmeten. Die Blutdruckcurven sind mit dem Quecksilbermanometer verzeichnet. Die auf der Abscisse aufgetragenen Zeitmarken haben den Werth von Doppelsecunden. Die durch eine zweite Horizontale mit einander verbundenen höheren senkrechten Striche zeigen Eintritt und Dauer eines Eingriffes an. Die Abscisse selbst ist an den meisten Figuren um eine an der seitlichen Scala abzulesende Zahl von Millimetern über ihre wahre Lage hinaufgerückt.

Tafel I.

Fig. 1, 2, 5 und 6 geben die Veränderungen an der Blutdruckcurve bei spontan athmenden Thieren mit intacten Vagis wieder die Chloroform durch eine Trachealfistel athmen. Bei Fig. 1 ist der Herzschlag auf der Tiefe der Senkung unverändert, bei Fig. 2 verlangsamt, bei Fig. 5 arhythmisch und bei Fig. 6 beschleunigt. Fig. 3 und 4 stammen von spontan athmenden Thieren mit durchschnittenen Vagis bei Chloroformathmung. Die Fig. 4 wurde von einem Thiere gewonnen, das bereits vorher mehrmal Chloroform geathmet hatte. Der Herzschlag erscheint unter diesen Verhältnissen auf der Tiefe der Blutdrucksenkung unverändert.

Tafel II.

Fig. 1 und 3 stammen von Thieren die künstlich ventilirt wurden. Die jähe Drucksenkung und Vernichtung des Herzschlages bei Fig. 1 wurde durch Injection einer kleinen Quantität Äther in eine Jugularvene herbeigeführt. Die gleichen Erscheinungen auf Fig. 2 wurden durch Injection einiger Tropfen Chloroform in eine Jugularvene erzielt.

Die über der Blutdruckcurve verzeichnete Respirationscurve lässt regelmässige, tiefe Respirationen noch zu einer Zeit erkennen, wo der geregelte Herzschlag bereits erloschen ist.

Die Drucksteigerung auf Fig. 3 wurde bei einem Thiere beobachtet, dessen Blutdruck durch vorhergehende Chloroforminjection dauernd herabgesetzt war. Eine neuerliche Injection von Chloroform in das gegen das Gehirn führende Stück der *Carotis communis* rief leichte Streckkrämpfe und jene Drucksteigerung hervor.

Tafel III.

Fig. 1, 3 und 4 sind von künstlich ventilirten Versuchsthieren, Fig. 2 ist von einem spontan athmenden Kaninchen abgenommen.

Fig. 1a und 1b geben die Dauersenkung nach Injection von Chloroform in die Carotis wieder.

Fig. 1c zeigt, dass unter diesen Umständen Aussetzen der Ventilation keinen Gefässkrampf und keine centrale Vaguserregung erzeugt, während Fig. 1d lehrt, dass die Vagi dabei noch elektrisch erregbar sind. Fig. 1a bis 1d stammen von einem und demselben Versuchsthiere.

Fig. 2 gibt die vorübergehende Wirkung einer Injection von wenigen Tropfen Chloroform in eine Jugularvene wieder.

Fig. 3 zeigt das rapide Erlöschen des Herzschlages bei Chloroforminjection in eine Jugularvene nach vorhergegangener Arhythmie.

Fig. 3a ist ein Beispiel für die nach Injection von Chloroform in die Carotis häufig zu beobachtenden Druckschwankungen durch Interferenz.

Tafel IV.

Fig. 1 bis 3 stammen von künstlich ventilirten Thieren her. Fig. 1 gibt das allmälige Erlöschen des Herzschlages bei Injection von Chloroform in das gegen das Gehirn führende Stück einer *Carotis communis*, Fig. 2 dieselbe Erscheinung bei Injection in eine Jugularvene wieder.

Fig. 3 verzeichnet das jähe Absinken der Druckcurve und vorübergehende Verschwinden der vom Herzschlage herrührenden Wellen bei Einblasen von Chloroform bei einem Thiere, dessen Vagi am Halse durchschnitten worden waren. Die unter diesen Umständen eintretende secundäre Steigerung ist an dieser Fig. deutlich zu erkennen.

Tafel V.

Alle Figuren stammen von künstlich ventilirten Thieren. Fig. 1 versinnlicht die Ausbildung einer Dauersenkung nach Injection von Chloroform in eine Jugularvene, Fig. 2 das Verschwinden der Traube-Hering'schen Wellen bei einer durch Inhalation von Chloroform bedingten mässigen Drucksenkung. Die Frequenz der Einblasungen ist an den kleinen Wellen kenntlich, die auf einem Theil der Curve während der Senkung und auf den grossen Traube-Hering'schen Wellen zu finden sind.

Fig. 3 zeigt, dass lange fortgesetzte Einblasungen von Äther bei Thieren mit durchschnittenen Vagis nur geringe Veränderungen der Circulation hervorrufen.

Fig. 4 gibt ein weiteres Beispiel für die Druckschwankungen durch Interferenz. Von a bis b wurde die künstliche Ventilation ausgesetzt.

XXIV. SITZUNG VOM 14. NOVEMBER 1878.

Herr Hofrath Freiherr v. Burg übernimmt als Alterspräsident den Vorsitz.

Die Direction der k. k. Staats-Oberrealschule in Bielitz dankt für die Betheilung dieser Anstalt mit einzelnen Publicationen und dem Anzeiger der Classe.

Herr Custos Dr. Aristides Brezina überreicht einen vorläufigen Bericht über einen zu Dhulia, Hindostan, im November 1877 gefallenen Meteorstein.

An Druckschriften wurden vorgelegt:

Académie des Sciences et Lettres de Montpellier: Mémoires de la section de médicine. Tome V, 1er fascicule, Années 1872—1876. Montpellier, 1877; 4º.

Academy of natural sciences of Philadelphia: Proceedings. Parts I, II & III. January—December 1877; Philadelphia, 1877; 8º.

Accademia delle scienze dell' Istituto di Bologna. Rendiconto. Anno accademico 1877—78. Bologna, 1878; 8º.

— Memorie. Serie III, Tomo VIII. Bologna, 1877; 4º. — Serie III. Tomo IX. Fascicolo I. e II. Bologna, 1878; 4º.

Akademie, Kaiserlich Leopoldinisch - Carolinisch - Deutsche, der Naturforscher: Leopoldina. Heft 14, Nr. 19—20. Halle 1878; 4º.

Annales des Mines. VIIe série. Tome XIV. IVe Livraison de 1878. Paris, 1878; 8º.

Apotheker-Verein, Allgem. österr.: Zeitschrift (nebst Anzeigen-Blatt). XVI. Jahrgang, Nr. 32. Wien, 1878; 4º.

Astronomische Nachrichten. Bd. 93; 20. Nr. 2228. Kiel, 1878; 4⁰.

Central-Commission, k. k. statistische: Statistisches Jahrbuch für das Jahr 1876. 6. Heft. Wien, 1878; 4⁰.

Comptes rendus des séances de l'Académie des Sciences. Tome LXXXVII, Nr. 18. Paris, 1878; 4⁰.

Genootschap, Bataviaasch van Kunsten en Wetenschappen: Tijdschrift voor indische Taal- Land- en Volkenkunde. Deel XXIV. Aflevernig VI. Batavia, 's Hage, 1878; 8⁰ — Notulen van de Algemeene en Bestuurs. — Vergaderingen. Deel XV. 1877. Nr. 2, 3 en 4. Batavia, 1878; 8⁰.

Gesellschaft, österr., für Meteorologie in Wien: Zeitschrift. XIII. Band, Nr. 23. Wien, 1878; 4⁰.

— physikalische, zu Berlin: Die Fortschritte der Physik im Jahre 1873. XXIX. Jahrgang. I. & II. Abtheilung. Berlin, 1877/78; 8⁰.

Gewerbe-Verein, n.-ö.: Wochenschrift. XXXIX. Jahrgang, Nr. 45. Wien, 1878; 4⁰.

Ingenieur- u. Architekten-Verein, österr.: Wochenschrift. III. Jahrgang, Nr. 45. Wien, 1878; 4⁰.

— Zeitschrift. XXX. Jahrgang. 10. und 11. Heft. Wien, 1878; 4⁰.

Instituut, Koninklijk, voor de Taal-, Land- en Volkenkunde van Nederlandsch-Indië. Vierde Volgreeks. Eerste Deel. — 3ᵉ Stuk. Tweede Deel. — 1ᵉ Stuk. 's Gravenhage; 1878; 8⁰.

Jahreshefte, Württemberg. naturwissenschaftl. XXXIV. Jahrgang. I., II. & III. Heft. Stuttgart, 1878; 8⁰.

Loewy et Perrier: Détermination télégraphique de la différence de longitude entre Paris et l'observatoire du dépôt de la guerre à Alger. Paris, 1877; gr. 4⁰.

Militär-Comité, k. k. techn. & administrat.: Militär-Statistisches Jahrbuch für das Jahr 1875. II. Theil. Wien, 1878; 4⁰.

— Mittheilungen über Gegenstände des Artillerie- und Geniewesens. Jahrgang 1878. 10. Heft. Wien, 1878; 8⁰.

Museum of comparative Zoölogy at Harvard College: Bulletin. Vol. V, Nr. 7. Ophiuridae and Astrophytidae of the „Challenger" expedition; by Theodore Lymen. Part I. Cambridge, 1878; 8⁰.

Nature. Vol. XVIII. Nr. 457, 458, 460, 461, 462, 463, 465, 471. London, 1878; 4⁰.

Nuovo Cimento. III. Serie Tomo IV. Settembre 1878. Pisa; 8⁰.

Reichsforstverein, österr: Österr. Monatsschrift für Forstwesen. Jahrgang 1878. XXVIII. Band. August- September- October- und November-Heft. Wien, 1877; 8⁰.

Repertorium für Experimental-Physik, für physikalische Technik etc. von Dr. Ph. Carl. XIV. Band, 11. Heft. München, 1878; 4⁰.

„Revue politique et littéraire" et „Revue scientifique de la France et de l'Étranger". VIII° Année, 2° Série, Nr. 19. Paris, 1878; 4⁰.

Società adriatica di Scienze naturali in Trieste: Bolletino. Vol. IV. Nr. 4. Trieste, 1878; 8⁰.

Société botanique de France: Bulletin. Tome XXIV. 1877. Session extraordinaire de Corse, 1877, Paris; 8⁰.

— des Sciences physiques et naturelles de Bordeaux: Mémoires. 2° Série, Tome II. 3° Cahier. Paris, 1878; 8⁰.

— Linnéenne de Bordeaux: Actes. Vol. XXXI. IV° Série: T. I. 6° et dernière Livraison. Bordeaux, 1877; 8⁰. — Vol. XXXII. IV. Série: Tome II. Livraisons 1 & 2. Bordeaux, 1878; 8⁰.

— géologique de Belgique: Annales. Tome IV. 1877; Berlin, Liége. Paris, 1877; 4⁰.

— d'Agriculture, histoire naturelle et arts utiles de Lyon: Annales. IV° Série. Tome IX. 1876. Lyon, Paris 1877; 8⁰.

— Linnéenne de Lyon: Annales. Année 1876. N.S. Tome XXIII. Lyon, Paris, 1877; 8⁰.

Society, the American philosophical at Philadelphia: List of surviving members. Philadelphia, 1878; 8⁰. — Proceedings. Vol. XVII. Nr. 100. Philadelphia, 1877; 8⁰.

— the Royal of Edinburgh: Proceedings. Vol. VIII. Nr. 91. 8⁰.

— the zoological of London for the year 1878: Proceedings. Part I. & II. January till April. London. 8⁰. — Transactions. Vol. X. Parts 6—9. London, 1878; 4⁰.

Society the Boston of natural history: Proceedings Vol. XIX. Part I. October 1876 — March, 1877. Part II. March — May 1877. Boston, 1877; 8⁰.

— Memoires. Vol. II. Part. IV. Number VI. Appendix, Index and Title-Page. Boston, 1878; 4⁰·

Wiener Medizin. Wochenschrift. XXVIII. Jahrgang, Nr. 45. Wien, 1878; 4⁰.

Zürich, Universität: Akademische Schriften von 1876—1878. 35 Stücke 4⁰ und 8⁰.